U0077165

「睡眠負債」速償法

掌握理想睡眠的不二法門

睡眠評估研究機構代表
白川修一郎

瑞昇文化

Prologue

不斷增加「睡眠借貸」的日本人

入選時下流行語的「睡眠負債」

「睡眠負債」一詞入選了2017年U-CAN新語流行語大賞的Top10。

睡眠負債是由英文「sleep debt」直譯過來，除了單純的「睡眠不足」的意思之外，尚有睡眠不足的累積（=負債、借貸、債務），「需要償還的東西」的含義。

換句話說，睡眠不足並非僅是當天的問題而已，而是不消解就會每天不斷累積的可怕問題。

「睡眠負債」一詞在研究睡眠的專家之間，早已是習以為常的用語。1960年芝加哥大學克萊特曼（Nathaniel Kleitman）教授出版的《睡眠與清醒（Sleep and Wakefulness）》也有提及該詞，而此書在睡眠研究者之間被奉為聖經。

筆者現於一般社團法人日本睡眠改善協議會擔任理事長的職務，在2006年開課的睡眠改善指導員培育講座上，也頻繁提及睡眠負債一詞。

另外，筆者在上電視節目NHK《朝一（あさイチ）》時，也屢屢談及睡眠負債的問題。

然而，**睡眠負債一詞在過去卻很難擴及到日本一般大眾之中。**

NHK特集帶來的衝擊

改變這個情形的是，筆者於2017年6月出演的《NHK特集》。節目以睡眠負債為標題，對一般大眾投下震撼彈，這或許就是讓「睡眠負債」入選新語流行語大賞Ｔｏｐ10的重要契機。後來，日本民間放送聯盟也開始頻繁播放關注睡眠負債的節目，週刊雜誌、網路文章也不斷出現相關資訊。光用Google搜尋「睡眠負債」，就能搜尋出44萬件以上的相關文章（截至２０１８年5月）。

２０１５年任職於廣告大廠電通，當時年僅24歲的新進職員高橋茉莉，因超時工作而自殺的問題；提供世界性調查、政策研究服務的的蘭德公司（RAND Corporation）歐洲分部，於２０１６年指出睡眠負債造成日本人均ＧＤＰ的社會性經濟損失等，筆者在ＮＨＫ特集節目上，推測這些問題的要因就是睡眠負債。

《朝一》的節目製作單位看好這項議題的發展性，在２０１７年9月再次針對睡眠負債製作特集節目，結果該節目真的得到相當大的迴響。

日本因睡眠負債損失15兆日圓！

想要探討2017年漸受世人關注的「睡眠負債」，就不得不提蘭德公司歐洲分部2016年的調查報告。

睡眠時間不足會造成工作的生產性低落，早已是眾所皆知的事情，而這份調查預估了睡眠時間低於6小時的人將睡眠延長為7小時後，每年能夠改善多少經濟性的社會損失（比較日本、美國、英國、德國、加拿大五國）。

結果顯示，美國最多能改善4110億美元、日本為1380億美元（據2018年1月的匯率，相當於15兆1800億日圓）、德國為600億美元、英國為500億美元、加拿大為214億美元。經濟規模大的美國，理所當然改善的幅度最大。**然而，將金額換成GDP來比較的話，日本的GDP成長躍升為第一名2.92%，緊接著是美國2.28%、英國1.86%、德國1.56%、加拿大1.**

35%。**這顯示日本是世界上最疏於睡眠、實際利益損失最多的國家。**

睡眠不足是「減壽的行為」！

另外，這份調查也公布了睡眠時間低於6小時的國民比率。不出所料，日本人是五國之最，睡眠時間低於6小時的人數佔日本人口的16%。

然而，更令人震驚的是，根據2015年日本厚生勞動省「國民健康、營養調查」，**每天平均睡眠時間低於6小時的日本人比例，近年來有增加的趨勢，端看20歲以上的國民就有39.5%睡眠不足。**以成人為調查對象的數據，睡眠時間不足的人數比例絕對不只16%。

那麼，睡眠不足會帶來什麼影響呢？關於這個問題，自治醫科大學進行了相關的研究。

對4419名日本男性進行調查，比較睡眠時間低於6小時的人與睡眠7～8小時的人，結果顯示睡眠低於6小時的死亡率增加2・4倍。

只要睡眠品質好的話，少睡一點也沒有關係。過去的確有許多人這麼認為，坊間也擺出不少相關的書籍。但是，**現在必須改觀了，對睡眠不足的問題置之不理，將有可能侵蝕自己的生命**。

開始重視睡眠的世界經營者們

相對於日本削減睡眠的傾向，世界一流的人物選擇反其道而行。**遠近馳名的世界級商業人士們，開始呼籲確保7～8小時睡眠的重要性**。

而開出第一槍的人物，是榮登《富士比（Forbes）》全球富豪排行榜２０１８年第一名的亞馬遜電商巨擘ＣＥＯ傑夫・貝佐斯（Jeff Bezos）。他在《華爾街日報》採訪中，說道：**「睡足8小時，能夠一整天保持好心情。」「這也能讓注意力增加，思路變得清晰。」**

再者，網路媒體《赫芬頓郵報（The Huffington Post）》的創始人、也是近年來呼籲睡眠重要性的阿里安娜・赫芬頓（Arianna Huffington），也在其著作《THE SLEEP REVOLUTION》（中文版《愈睡愈成功》由商業周刊出版）中指出睡眠的重要性，此外微軟ＣＥＯ薩蒂亞・納德拉（Satya Nadella）、Google會長艾立克・史密特（Eric Schmidt）、LinkedIny最高人事負責人帕特・瓦多斯（Pat Wadors）等人，以及日本知名的企業頂尖人士、幹部們，皆大力提倡確保睡眠的重要性。

如同上述，**近年在商業界獲得顯著成功的人物，紛紛注意到削減睡眠時間是多**

麼沒有效率，還會讓身體感到不適的行為。加上前面提到的睡眠時間不足造成日本的經濟損失、死亡率上升，促使我們必須重視這個問題。

世界最嚴重的「睡眠負債大國日本」……你的睡眠時間又如何呢？

如同前面蘭德公司歐洲分部、厚生勞動省的數據顯示，日本的睡眠負債問題相當嚴重，儼然成為全世界最嚴重的睡眠負債大國。

日本人即便削減睡眠也要完成工作，甚至視自我犧牲為一種美德。然而，如此作為的結果是，**日本成人約有四成睡眠時間不足，不論對經濟面還是健康面，都明顯會造成負面的影響**。

在「睡眠負債」一詞逐漸受到世人關注的現在，正是重新檢討睡眠的絕佳時機。本書會先解說睡眠現象的生理機制，接著具體說明如何消除累積的睡眠負債。坊間已經有許多講述快眠法、睡眠負債危險性的相關書籍，但正式講解睡眠負債的消除方法，本書恐怕是日本第一本吧。

倘若本書能夠幫助各位讀者加深對睡眠的理解，每天過得神清氣爽的話，筆者我將會感到無比歡欣。

目錄

Prologue 不斷增加「睡眠借貸」的日本人……3
入選時下流行語的「睡眠負債」……3
NHK特集帶來的衝擊……4
日本因睡眠負債損失15兆日圓！……6
睡眠不足是「減壽的行為」！……7
開始重視睡眠的世界經營者們……8
世界最嚴重的「睡眠負債大國日本」……你的睡眠時間又如何呢？……10

Chapter.1

睡眠到底是什麼？

睡眠到底是什麼？ 23
為什麼生物需要睡眠？ 24
屬於生命現象的睡眠 24
動物本能習得的睡眠本領 26
源自於野外生活的睡眠機制 28
作為人類獲得的睡眠特徵 29
常聽到的「非快速動眼睡眠」與「快速動眼睡眠」是什麼？ 32
睡眠程度分為五個階段 32
非快速動眼睡眠與快速動眼睡眠的週期 38
「90分鐘法則」不正確！ 40

駕馭「睡眠節律」的人才能控制睡眠！…… 43
對睡眠產生巨大影響的「生物節律」…… 43
產生睡意的關鍵「褪黑激素」…… 45
身體疲倦可能是「社交性時差」找上門？…… 48
出現「睡眠欲求」條件…… 50
為什麼會引起時差失調？…… 52
睡眠相關現象的真面目…… 55
佛洛伊德《夢的解析》已經過時？…… 55
引起鬼壓床的不是幽靈而是快速動眼睡眠…… 57
愈老愈難熟睡的原因…… 59

Chapter.2

「睡眠負債」就是這麼危險！…… 61
「睡眠負債」不時威脅著你的性命 …… 62
「睡眠借貸」引起的嚴重事故 …… 62
睡眠低於4小時，交通事故率增加11．5倍！…… 65
「前額葉皮質受損」帶來的危險 …… 68
「睡眠負債」也會奪走你的表現能力！…… 73
「憂鬱星期一」是腦部發出的求救訊號!? …… 73
對記憶力與學習能力造成致命性的打擊！…… 78
「睡眠負債」會大幅降低免疫力 …… 83
最近是不是很容易感冒？…… 83
與過敏、癌症也有不容忽視的關係！…… 87

「睡眠負債」跟肥胖是親密的友人！……90
美國頂尖大學的研究人員揭露睡眠與肥胖的關係……90
累積睡眠負債會讓身體變成「易胖體質」……94
睡眠負債↓肥胖↓代謝症候群＝生活習慣病……96
置之不理當心糖尿病上身！靠規律的睡眠擺脫代謝症候群吧……98
注意「睡眠負債」就能遠離高血壓……100
「短眠」、「睡眠品質不佳」使高血壓風險倍增！……100
睡眠時間足夠，但睡眠不規律的話……102
「一運動就感到痛苦」——這可能也是睡眠負債惹的禍……104
「睡眠負債」會直接傷害心理健康……106
日本人自覺「不健康感」的真面目……106
睡眠負債讓憂鬱情況提高6倍！……109
睡眠負債在自殺意願者的背後推了一把!?……111

「睡眠負債」讓超高齡社會充斥失智症？ …… 114

2004年每五位高齡者就有一人罹患失智症 …… 114
日本人的失智症特徵 …… 116
睡眠能夠抑制失智症的原因物質 …… 117

「睡眠負債」是美容的大敵 …… 120

為了肌膚的緊緻，調整生理時鐘吧！ …… 120
不睡覺就不會分泌生長激素!? …… 123
不規律的睡眠會奪走肌膚的保濕力 …… 125
睡眠負債會讓容顏、身材走樣!? …… 126
規律的睡眠帶來內在美 …… 128

Chapter.3 快速消除「睡眠負債」 131
Step.1 以檢測表掌握睡眠狀態 132
客觀審視自己的睡眠 132
確認睡眠負債的累積程度！ 134
檢測睡眠環境！ 139
Step.2 尋找自己的最佳睡眠時間 145
國際上推崇的各年齡層睡眠時間 145
短眠者的體質是遺傳來的！ 148
調查最佳睡眠時間的方法 149

Step.3
記錄「睡眠日誌」掌握自己的睡眠履歷！……152
重新審視自己的工作模式……152
睡眠日誌的記錄方法……153
記錄睡眠日誌時需要注意的地方……158
對照睡眠日誌與身體狀況……160
來看看睡眠日誌的實例吧……163
引起睡眠負債的三個原因……170
「睡眠時間不足造成的睡眠負債」的消除法……171
需要使用搭載睡眠感測器的裝置嗎？……177

Step.4
整頓生物節律……179
為什麼你的生物節律會亂掉？……179
「生物節律紊亂伴隨而來的睡眠負債」的消除法……181

事先補眠沒有效果！利用假日順利消除睡眠負債的方法……182
「吃這個可以睡得很好」是騙人的……184
生物節律與飲食的密切關係……186
防止睡眠負債的最強飲食法……187

Step.5
改善入睡情況……190
干擾入睡的三個壞習慣……190
幫助入眠的九個做法……192

Step.6
整頓睡眠環境……199
最佳睡眠環境的溫度、濕度……199
寢室的噪音對策……203
寢室的設計與照明選擇……205
獲得極致睡眠的寢具、睡衣……207

為什麼夏天還是建議穿著睡衣？ 211
夏天、冬天更換不同的枕頭 212

Specialedition.1
輪班工作者的睡眠負債消除法 216
盡可能保持生物節律的規律性 216
不得不在白天睡眠的場合 219
如何減少值夜班時的人為失誤？ 221

Specialedition.2
容易深夜醒來者的睡眠負債消除法 223
因睡眠障礙造成睡眠負債的場合 223
睡眠導入劑的使用方式 225
沒有疾病自覺症狀造成睡眠負債的場合 226
短時間小睡能夠防止白天打瞌睡！ 227

Epilogue

讓日本脫離睡眠負債國的污名

讓日本脫離睡眠負債國的污名……231
別再用意志力削減睡眠……231
日本的睡眠教育不足！……233
睡眠學的發源地——美國的教育體制……235
一步一腳印落實睡眠教育……236
「勤勉的德國」與「勤勉的日本」之間的差異……240
為了改變日本的睡眠情況……241

Chapter.1
睡眠到底是什麼？

為什麼生物需要睡眠？

屬於生命現象的睡眠

本章將會討論睡眠如何到來？什麼樣的睡眠是好睡眠？解說睡眠是什麼樣的現象，以了解其中的生理機制。

先了解這些知識能夠幫助理解睡眠，也比較能夠領會後面章節提到的睡眠負債的危險性，以及預防法、消除法的科學根據。後面將講解稍微專業的生理機制，還請讀者有耐心地看下去。

首先，睡眠究竟是什麼呢？睡眠並非單純的靜止狀態，也不是單純的非清醒狀態，人類的睡眠是牽扯複雜過程的生命現象。

圖1　發達的「前額葉皮質區」和「頂葉皮質區」讓人類成為特異的存在

人類的睡眠會積極讓「前額葉皮質區」、
「頂葉皮質區」休息，跟其他動物的睡眠有所不同。

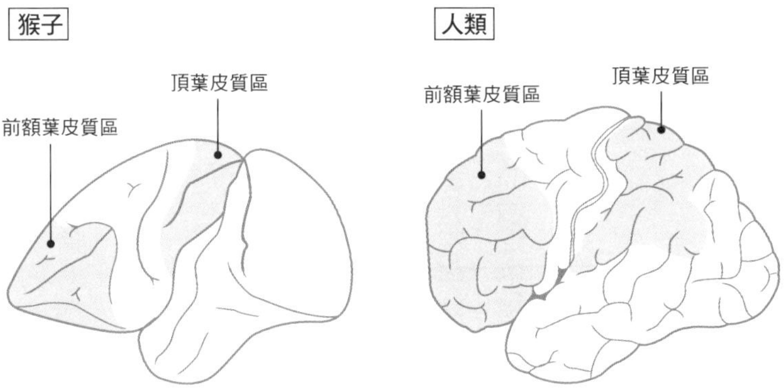

人類的睡眠混合了下述兩種性質：

①動物在演化的過程中獲得的性質

②人類在腦部異常發達的過程中獲得的性質

相較於日本獼猴以下的物種，人腦的前額葉皮質區、頂葉皮質區特別發達，在大腦皮質所佔的面積極大（圖1）。雖然這樣的說法可能有點極端，但正因為前額葉皮質區、頂葉皮質區的發達，才讓人類在動物中成為特異的存在。

為了讓在生存上過度使用的腦部

（前額葉皮質區和頂葉皮質區）休息，人類獲得不同於其他哺乳類的特異睡眠。另外，為了能夠長時間進行活動，人類也特別進化了體溫調節機制。

經過這樣的過程，人類的睡眠具有前述的動物性、人類性兩方面特徵。

動物本能習得的睡眠本領

就動物性來看，睡眠是在無法確保食物（餌食）的時間帶，為了維持盡量不使用能量的狀態，於演化的過程中獲得的生命現象。

那麼，動物是如何藉由睡眠防止能量消耗呢？大致分為下述兩點：

①降低體溫

透過睡眠降低體溫，可抑制能量的消耗。動物具有在睡眠中由皮膚表面向外散發體熱，用以降低體溫的機制。其中，**人類會在睡著時擴張末梢動脈（手腳的動脈），將體內深層的熱能向外釋放，提高手掌等四肢的表面溫度**。

另外，睡眠的前半段會大量流汗，藉由氣化熱釋放體熱。夜間盜汗也是為了積極降低體溫，啟動動物性睡眠機制的結果。

因此，**在體熱不易逸散至外部環境（高溫潮濕的夏天等）、使末梢動脈收縮的寒冷環境下，深部體溫（非腋下的體溫，而是內臟等的體內溫度）難以下降，人也就不容易睡著。**

②降低肌肉的緊繃

肌肉與睡眠的連動，也跟動物性的演化脫離不了關係。肌肉是體內消耗大量能量的器官之一。因此，在無法確保食物的時候，身體需要盡可能減少肌肉的活動。

然而，動物本來就是「活動的生物」，維持數小時幾乎不動的狀態，會感到強烈的壓力（拘束壓力）。因此，**為了長時間保持不動的狀態，身體會積極地降低**

（鬆弛）肌肉的緊繃，進入睡眠狀態。

源自於野外生活的睡眠機制

如同前面的敘述，動物為了抑制能量消耗而發展出睡眠的能力，但在自然環境中，睡眠卻可能是危及生命的行為。因此，適應嚴峻的野外生活環境所習得的睡眠，具有下述兩項特徵：

①阻斷來自外部的小刺激

捕食動物通常具備發達的視力（動態視力），方便尋覓移動的物體。因此，在無法逃避、防禦的睡眠中，**為了讓外敵難以發現自己，動物會主動進入腦部、身體刻意不對外部小刺激反應的狀態。**

②受到大刺激就會清醒

另一方面，當外部產生一定程度以上的刺激，卻無法從睡眠中醒過來的話，當有大火等嚴重危機迫近時，那就岌岌可危了。

當睡眠狀態的品質惡化，經常因身體內外的刺激而睡到一半醒來，久久無法再次入眠，這也跟在野外生活習得的這項特徵有關。

作為人類獲得的睡眠特徵

在25頁提到的兩項睡眠性質中，關於「動物在演化的過程中獲得的睡眠性質」，上一小節舉出了抑制能量消耗、在嚴峻的自然環境中生存等等。

那麼，「人類在腦部異常發達的過程中獲得的睡眠性質」又是什麼樣的特徵呢？下面就舉出五項特徵：

①讓腦部休息

睡眠是透過腦內的睡眠發現機制作用進行調節的現象，根據個體生理上的需要來啟動。睡眠具有讓大腦皮質休息、恢復的功能，腦部休息時會降低清醒的程度。因此，**在極為嗜睡的狀態下，思路往往無法正確運轉。**

②讓交感神經休息

睡眠具有讓清醒時興奮的交感神經（自律神經之一）休息的功能。**如果交感神經不能在睡眠中充分休息，自律神經的運作就會出現異常。**

③受到生理時鐘影響

睡眠現象深受存在於腦內啟動生物節律（生物每隔一定的時間產生相同生理活動的節奏）的生理時鐘所影響。生物體內有著複數個生理時鐘，幾乎所有的細胞皆帶有時鐘基因（clock gene：啟動生理時鐘的基因組）。

然而，人類長為成人後，主時鐘（master clock：在各細胞內掌管時鐘基因的母鐘）的支配力減弱，容易出現睡覺清醒的節律與其他生理時鐘現象不同調的情況。

④讓身體恢復、成長、發達

人類的睡眠分為非快速動眼睡眠（NREM）與快速動眼睡眠（REM）兩種（關於非快速動眼與快速動眼睡眠，會在後面章節進一步解說）。

在睡眠前半的深度非快速動眼睡眠，身體會集中分泌生長激素。這個生長激素跟細胞的損傷修復、脂質的代謝促進、肌肉骨骼的成長以及腦神經系統的發達息息相關。

⑤促進記憶的定著與整理

睡眠後半多會出現快速動眼睡眠，能夠見到清晰的夢境，進行記憶（尤其是記住身體技能等的「程序性記憶（procedural memory））」）的定著，並作成提取記憶的索引，也就是促進學習。

近年有研究指出，在記憶（尤其是記住腦中想像、知識的「陳述性記憶（declarative memory）」）的定著與回想上，非快速動眼睡眠也扮演著重要的角色。

常聽到的「非快速動眼睡眠」與「快速動眼睡眠」是什麼？

睡眠程度分為五個階段

那麼，這邊進一步解說上一小節提到的「非快速動眼睡眠」與「快速動眼睡眠」吧。請對照36～37頁的睡眠腦波、眼球運動、肌電波形等圖表（圖2），閱讀後面的說明。

成人的話，**睡眠分為非快速動眼睡眠與快速動眼睡眠，兩者的作用機制與現象不太一樣。根據睡眠的深度，分成非快速動眼睡眠的四階段（階段1～階段4）和快速動眼睡眠，全部共有五個階段。**

●非快速動眼睡眠的階段1

非快速動眼睡眠的階段1，是一被搭話就會馬上清醒的最淺程度睡眠，半睡半醒的狀態多為階段1的睡眠。在記錄肌肉活動電位變化的肌電圖上，仍然顯示著活躍的波形。

研究指出，在階段1的睡眠中詢問：睡著了嗎？近半數的人會回答沒有睡著。

在睡眠自覺薄弱的階段1，腦部的運作比清醒時極端低下。研究指出，**因未注意前方狀況、注意力渙散引起的交通事故，肇因多為人在階段1的睡眠，發生瞬間打瞌睡（又稱為進入微睡眠狀態）的狀況。**

●非快速動眼睡眠的階段2

在正常睡眠的入睡過程（入睡時），階段1半睡半醒的狀態會先持續一段時間，接著才進入階段2的睡眠。

非快速動眼睡眠的階段2是，進入發出輕微鼻息聲的中等程度睡眠狀態。此睡眠程度能夠捕捉進入耳中的訊息，是相對安定的睡眠狀態。肌電圖的波形也比階段1的緩和許多。跟睡眠自覺薄弱的階段1不同，進入階段2的人大部分有睡著的自覺。

●非快速動眼的階段3、4

非快速動眼的階段3、4皆顯示振幅高頻率低的腦波（高振幅超緩波），因而又被稱為慢波睡眠（SWS：slow wave sleep））、深度睡眠。階段3、4的差別在於高振幅超緩波的比例，其餘的身體狀態幾乎相同。

此時，即便施予巨大聲響或者強烈刺激，也難以清醒過來。認知、行動控制中樞的大腦皮層，在這兩個階段幾乎沒有運作。

人類在階段3、4的非快速動眼睡眠的時間，比其他大多數哺乳類還要長，一般認為這跟人類腦部發達有關。人類的大腦皮質需要大量的能量來發揮機能，同時也需要休息來維護機能。學者認為，**人類因活動時間長，相對需要較多的休息，所以深度的非快速動眼睡眠階段3、4的時間才會比較長。**

●快速動眼睡眠

快速動眼睡眠是，能夠見到清晰的夢境，隔絕來自外部的感覺，腦部進入接近淺眠的睡眠。腦部會在這個階段整理記憶。

腦波波型與非快速動眼睡眠的階段1（接近清醒的淺眠）相似，肌肉的運動低下，而且眼球會做左右移動，出現急速眼球轉動。

快速動眼睡眠的英文簡稱REM，取自急速眼球轉動（REM＝Rapid Eye Movement）的字頭（非快速動眼睡眠因為沒有快速動眼睡眠出現的急速眼球轉動，才稱為非快速動眼睡眠〔NREM＝Non Rapid Eye Movement〕）。

圖2 由腦波、眼球運動、肌電圖分辨睡眠階段

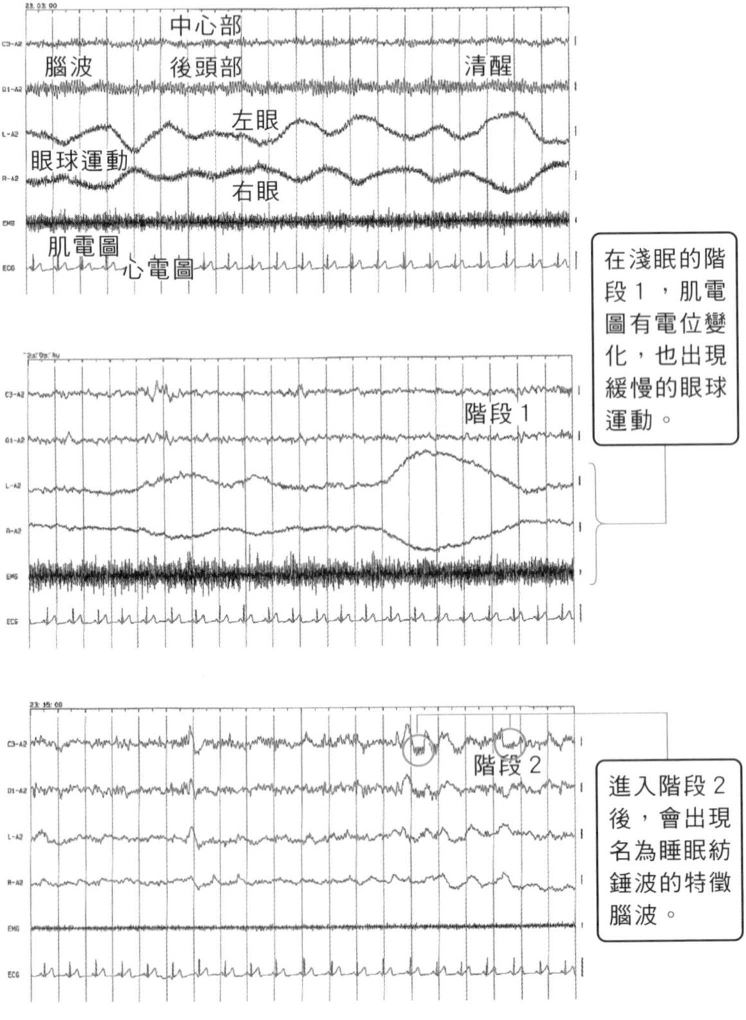

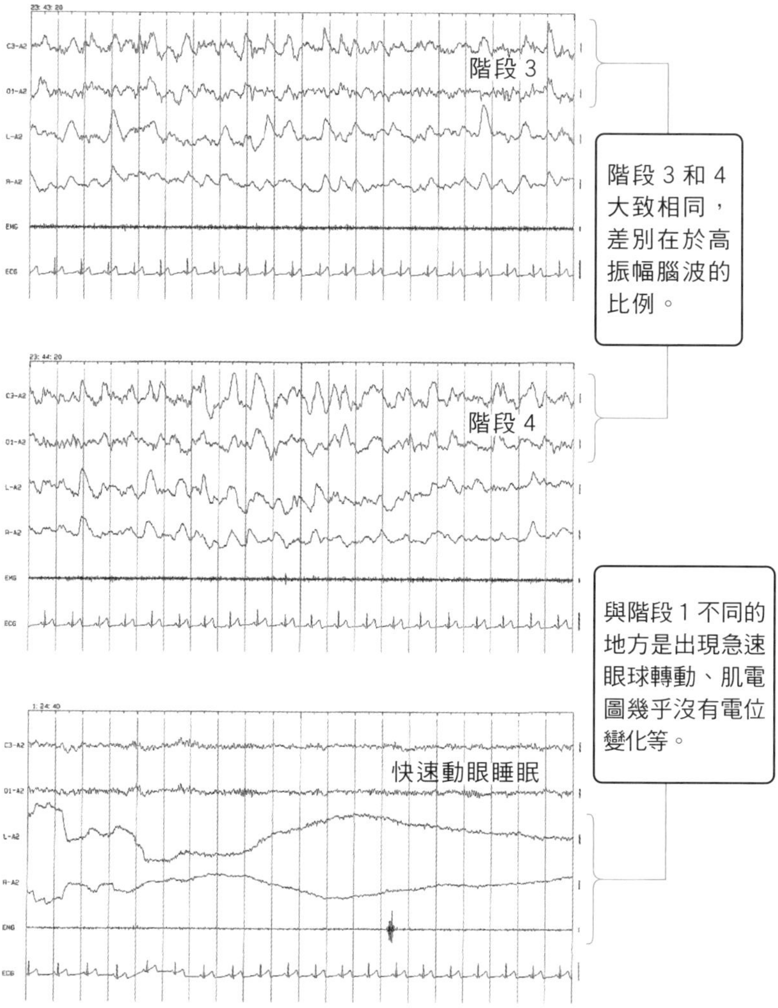
23: 43: 20
C3-A2
O1-A2
L-A2
R-A2
EMG
ECG
階段 3
階段 3 和 4 大致相同，差別在於高振幅腦波的比例。
23: 44: 20
階段 4
與階段 1 不同的地方是出現急速眼球轉動、肌電圖幾乎沒有電位變化等。
1: 24: 40
快速動眼睡眠

非快速動眼睡眠與快速動眼睡眠的週期

如同前頁圖2所示，透過同時記錄睡眠中的腦波、眼球運動、頦肌（位於口部下方，使力時出現梅乾狀的隆起）肌電位（肌肉發出的微弱電訊號），能夠區分非快速動眼睡眠的各階段與快速動眼睡眠。

在正常的狀態下，從清醒轉為睡眠的過程，如同圖3所示，起初由最淺的非快速動眼睡眠（階段1）開始，中間出現名為睡眠紡錘波（因腦波形似紡紗用具「紡錘」而得名）的特徵腦波（階段2），接著才出現深度睡眠的慢波睡眠（階段3、4）。

然後，非快速動眼睡眠持續一段時間後，出現快速動眼睡眠。從非快速動眼睡眠開始到快速動眼睡眠結束，稱為「睡眠週期」。

圖3 每晚反覆「非快速動眼睡眠」與「快速動眼睡眠」

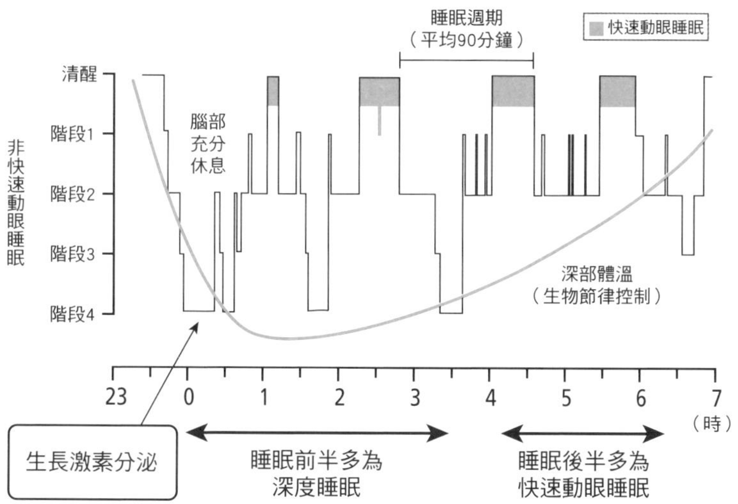

睡眠週期一晚可觀測到3～5次，時間長短因人而異，健康的20多歲成人會以70～110分鐘（平均約為90分鐘）的週期反覆循環。

一般來說，硬是從深度睡眠的慢波睡眠喚醒時，人感受到的睡意最濃、清醒感最差。

不過，從應為淺眠的快速動眼睡眠醒來，感覺也同樣糟糕。**在快速動眼睡眠會看見夢境，但為了避免身體移動，身體會抑制肌肉的活動，使得在這個階段醒來，肌肉會感到無力**

感、身體產生異樣感。如同非快速動眼睡眠階段1的波形，難以醒得神清氣爽。

在快速動眼睡眠中，腦部會啟動阻絕外部刺激的生理機制，有時不會察覺到鬧鐘的響聲、搖晃身體的振動。

「90分鐘法則」不正確⁉

坊間對於快速動眼睡眠的說法，有些說得好像真有那麼一回事。

「快速動眼睡眠是淺度睡眠，在這個階段醒來能夠起得神清氣爽。睡眠週期大致為90分鐘，以90分鐘的倍數決定起床時間，可以舒暢醒過來。所以，4小時30分鐘、6小時等能被90分鐘整除的睡眠時間比較好。」

在2017年1月NHK的《朝一》綜藝節目上，由三位搞笑藝人協力進行連續三天睡眠4小時30分鐘的實驗。

第一位藝人在參加實驗之前嚴重睡眠不足，第一天就因睡回籠覺而失敗；第二位藝人在第二天睡過頭而失敗；第三位藝人相當努力，但撐到下午仍舊不敵睡意，不小心坐著睡著。**由此可見，以90分鐘週期的倍數決定睡眠時間，能夠起得神清氣爽，整天充滿活力、工作俐落，這顯然僅是坊間說法。**

這三位搞笑藝人原本需要7～8小時的睡眠時間，但因每天累積2小時30分鐘睡眠負債的關係，才會陷入醒得不舒暢、無法投入工作的狀態。

然後，如同前述，在快速動眼睡眠時，難以注意到鬧鐘的響聲，即便醒來也會感到強烈睡意。在這種情況下起床，表現絕對好不到哪裡去。

2017年12月NHK《老師沒教的事（ガッテン！）》播放有關早上起床的特集，節目中實際進行了實驗。

在快速動眼睡眠中，受試者第一次沒有注意到鬧鐘響聲繼續睡眠，第二次用比

較大的響聲才成功叫醒。在第一次鬧鐘響時，工作人員轉動電視攝影機，仔細捕捉睡醒的徵兆，但受試者沒有從快速動眼睡眠中醒來。

其實，鬧鐘在非快速動眼睡眠階段1的淺度睡眠時響起，醒來時的睡意會比較少。這個非快速動眼睡眠的階段1，一般認為發生在早上翻身等身體移動之後。些微聲響便能夠醒來，因為刺激比較小，不會驚醒過來。

最近，日本國內發布了幾個標榜能夠神清氣爽醒來的智慧型手機APP，據說效果相當不錯。這些APP大多都是運用這個原理。

駕馭「睡眠節律」的人才能控制睡眠！

對睡眠產生巨大影響的「生物節律」

接著來討論與睡眠息息相關的生物節律。

生物節律跟體內恆定（＝恆定性……即便氣溫等外部環境改變，體內仍舊保持一定的狀態，維持生命的生理機制）相同，皆為人類在地球環境中生存，最為重要且基本的生命現象之一。

這個生物節律是指，從原始生物到高等哺乳類所有生物皆有的節律現象。

舉例來說，人類搬進洞窟長久居住，不曉得外界的晝夜狀態，深部體溫的變化仍舊會出現稍長於24小時的規律週期（一般來說，人類深部溫度的規律是會在每天進行活動的白天時升高、在休息的夜晚時降低），這是生物節律發揮作用。

生物節律再依其週期進行分類：
未滿20小時的稱為超日節律（ultradian rhythm），20～28小時的稱為日變節律（circadian rhythm），超過28小時的稱為亞日節律（infradian rhythm）。
其中，**人類大部分的細胞內皆有日變節律的基因組——時鐘基因。受到體內各處細胞內的時鐘基因調整的生理時鐘，控制著體內各種節律現象。**

本來，在環境沒有變動、維持一定狀態的條件下，人類的日變節律會呈現稍長於24小時的週期（比過去認為的25小時週期還要短）。然而，為了存活於地球上，人類會配合地球自轉的24小時日變週期，調整生理時鐘來生活。

若是繭居家中等狀況，當生理時鐘一直無法配合晝夜24小時的週期時，生活節律會逐漸延長，最後作息可能因此日夜顛倒。拒絕上學的孩童當中，有些人出現白天睡覺晚上出門的現象，多與日變節律倒退或者逆轉現象有關。

產生睡意的關鍵「褪黑激素」

如同前述，人體所有細胞中有著時鐘基因，體內也存在許多刻畫日變節律的生理時鐘。**生理時鐘的主時鐘（支配體內複數生理時鐘的母鐘）位於腦部下視丘的視交叉上核**（圖4）。這個主時鐘會根據明暗變化、活動時機，將週期調整為約24小時。

圖4 **生理時鐘的主時鐘位於視交叉上核**

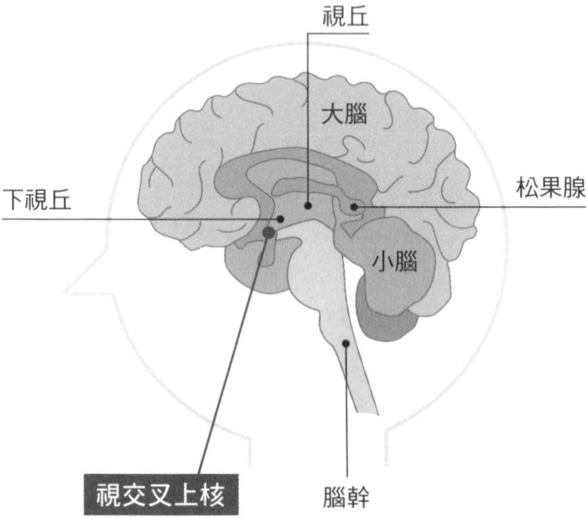

然後，**在討論「主時鐘將複數生理時鐘調整為約24小時」時，荷爾蒙褪黑激素非常重要。**

褪黑激素的分泌節律受到主時鐘的強烈控制，常見的效果有抑制清醒與稍為降低深部體溫。

研究結果（圖5）顯示，**如果生活過得有規律，褪黑激素會在主時鐘的控制下，固定於就寢前1～2個小時開始分泌，於起床前1小時左右停止分泌。**

一到平常睡覺的時間自然產生睡意，這與深部體溫降低、交感神經進

圖5 褪黑激素分泌增加，深部體溫降低後產生睡意

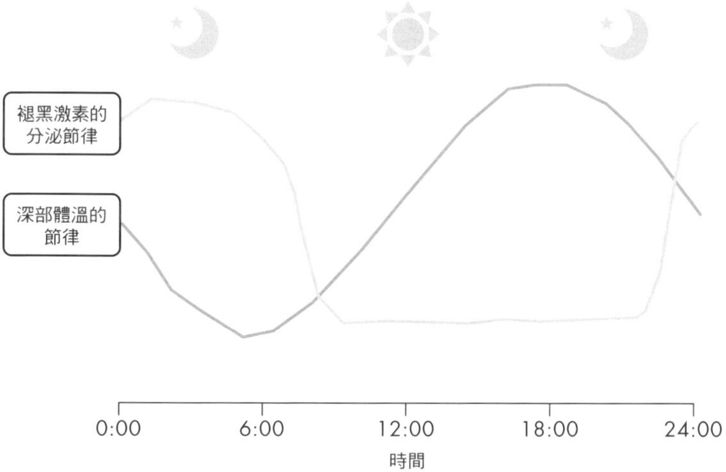

入休息狀態有關，不過褪黑激素的分泌也扮演著重要的角色。

另外，**當身體照射到一定程度的陽光、交感神經興奮起來，褪黑激素的分泌便會受到抑制。**

常聽聞「睡前泡熱水澡或做劇烈運動，容易睡不著覺」的說法，這也與褪黑激素的分泌受到抑制，造成睡意減退有關。

順便一提，在談及睡眠時經常舉出來討論的褪黑激素，其實是由腦部

下視丘分泌，原是用來抑制性腺（女性的卵巢、男性的睪丸）發育的荷爾蒙。

棲息於四季分明的溫帶小鳥，會在春天迎來發情期，學者認為與日照時間（白晝時間）延長，使得褪黑激素的分泌受到抑制，性腺開始發育生長有關。

身體疲倦可能是「社交性時差」找上門？

生理時鐘存在於人體各處，在腦內的會控制進入非快速動眼睡眠；在肝臟、小腸等臟器的會依用餐時間控制醣類、脂質等的代謝節律，諸如此類的生理時鐘，種類眾多而且功用不盡相同。受到這些生理機制的協同作用影響，睡眠的持續長度、品質會出現變化。

而整合這些複數生理時鐘的，就是前面提到的主時鐘。然而，人類主時鐘的支配力薄弱，深部體溫的升降節律、褪黑激素的分泌節律、睡眠清醒的節律、代謝的節律有時會發生不同調的情況。

這邊以深部體溫節律的例子來說明吧。

在複數生理時鐘中，深部體溫受到主時鐘的強烈控制，即便熬夜硬撐醒著，多數人的體溫會在深夜4點左右降至當晚的最低點。

然而，持續過著超夜型的不規律生活，會導致原本應該在睡眠時間帶下降的體溫變成在沒有睡著的狀態下降低，深部體溫節律開始跟睡眠清醒節律等其他生理時鐘不同步。

當深部體溫降低，會感到寒冷、思路無法運轉，身體反應也變得遲鈍。**輪值夜班、熬夜、海外旅行的時差失調，造成身體疲憊、疲勞感、打寒顫等等，就是複數生理時鐘節奏亂調的緣故。**

因超夜型的不規律生活、假日睡得太多而產生近似時差失調的症狀，最近**取在社會交際上發生時差失調的意思，稱為社交性時差（social jet lag）。**

學者認為，生理時鐘的異常不但會引起時差失調、睡眠障礙等節律障礙，還跟

癌症、生活習慣病、精神疾病、免疫問題等有關。

身為忙碌的現代人，若是輕忽生活節律失調的問題，可能招來意料之外的病症，需要小心留意。

出現「睡眠欲求」條件

前面討論了生物節律與睡眠之間的關係，不過近年的睡眠科學研究發現，睡眠與日變節律有著密切的關係。

蘇黎世大學的博爾貝伊（Alexandra Borbely）教授，**詳盡調查睡眠會在什麼條件下出現，得到了兩個主要條件：①包含人類的動物，經由日變節律產生容易睡著的狀態、②腦部與肉體想要睡眠的狀態**（換句話說，睡眠具有兩種意義：①以24小時週期的節律規律顯現，與②為了恢復疲勞生存下去，讓身體保持一定的狀態）。

圖6　時差失調是在旅行地受到「日本時間的節律」影響所產生的

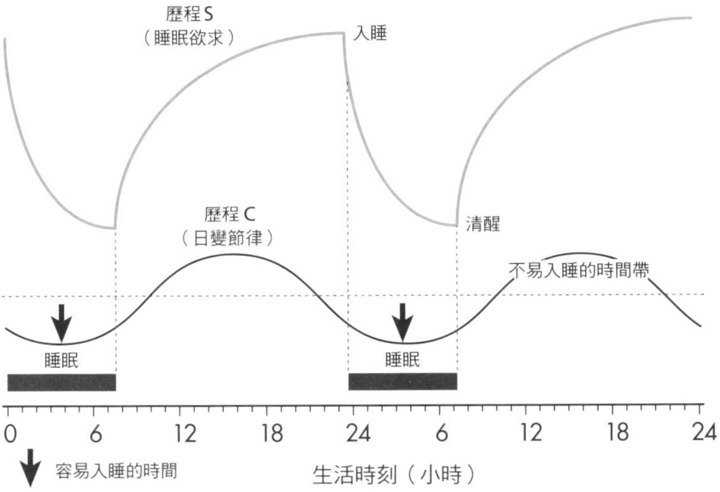

然後，他調查這兩個條件在什麼樣的關聯下容易引起睡眠，以及此時睡眠的量與質又會有什麼樣的變化，提出「雙歷程模式（Two Process Model）」的假說。

請參見上面簡略表示雙歷程模式的圖6。

這個雙歷程模式認為，是否為容易入睡的狀態取決於日變節律。圖中日變節律刻畫的波形，取其「日變節律（circadian rhythm）」的英文字頭，稱為「歷程C」。

另一方面，睡眠的顯現、持續長

度都會受到睡眠欲求的累積所控制。如同沙漏中的沙粒掉落，當睡眠欲求充分積存後，就會發生睡眠現象。**睡眠開始後，如同翻轉沙漏，原本積存於下方的沙粒轉至上方，變成往下掉落的沙粒。隨著睡眠時間的經過，睡眠欲求會逐漸減少，當睡眠欲求幾乎沒有的時候，人就會清醒過來。**

這個體內恆定（＝恆定性……即便氣溫等外部環境改變，體內仍舊保持一定的狀態，維持生命的生理機制）的過程，可看作是睡眠與清醒的交替，取「睡眠（sleep）」的英文字頭，稱為「歷程S」。

為什麼會引起時差失調？

那麼，再進一步討論這兩個歷程吧。

首先，關於歷程S，可試著回想過去熬夜、長期睡眠不足的經驗，會比較容易理解。即便靠著意志力硬撐，但想要連續兩天熬夜，完全阻斷睡意並保持清醒，是件相當困難的事情。

試著想像一下，睡眠欲求不斷累積到即將噴發出來的狀態。歷程S的概念，就像是每隔固定週期噴發溫泉水蒸氣的間歇泉。

關於歷程C，可試著回想海外旅行時的時差失調、提早休息卻睡不著的經驗，會比較容易理解。

舉例來說，假設你預計乘坐飛機前往時差與日本相差12小時的地方旅行（下一頁的圖7是早上抵達時差有12小時的國外時，睡眠和清醒發生拮抗作用，褪黑激素分泌節律與深部體溫的關係圖）。

在抵達旅行地後數天，旅行者的主時鐘仍與在日本生活時的狀態幾乎相同。**雖然旅行地的當地時間為早上，卻相當於日本深夜的時間帶，身體會覺得是夜晚。相反地，雖然在旅行地的就寢時間帶，卻相當於日本時間的白天，腦部、肉體處於體溫升高的活動狀態。**

圖7 時差失調是在旅行地受到「日本時間的節律」影響所產生的

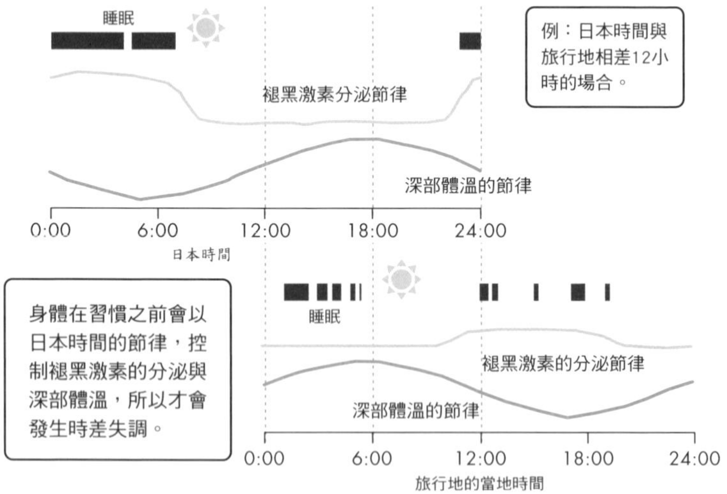

在這樣的狀況下，腦部、肉體在旅行地白天的運作效率低下，可能會感到強烈的睡意。另一方面，剛抵達旅行地的夜晚，會因體溫升高、誘發睡意的褪黑激素未分泌的關係，而難以入睡。不但容易輾轉難眠，即便睡著也會頻繁醒來，沒有辦法取得充分的睡眠。

有過海外旅行時差失調經驗的讀者，對於歷程C造成的睡眠影響，肯定會覺得感同身受吧。

歷程C對孩童的影響會比成人更

為強烈。

帶著自己平時規律地在同一時刻哄睡的孩童外出遊玩，晚上回程的途中超過就寢時間時，孩童會在擁擠的電車中睡著，讓人倍感困擾，許多讀者都有過類似的經驗吧。

大家應該也能從這樣的經驗，理解睡眠受到日變節律所影響。

睡眠相關現象的真面目

佛洛伊德《夢的解析》已經過時？

前面討論了睡眠的生理機制，這邊稍微換個角度來看跟睡眠有關的現象吧。

很多人都對做夢感興趣，從過去就有許多分析夢境的研究，其中最廣為人知的是西格蒙德．佛洛伊德（Sigmund Freud）的《夢的解析》。

然而，隨著睡眠科學對夢境的研究不斷進行，現在睡眠專家幾乎都不認同佛洛伊德的見解了。

在夢境研究中，二分為典型的「夢」（dream）與看到零星片段朦朧夢境的「思考夢（thinking dream）」。

過去認為，典型「夢」出現於快速動眼睡眠，而「思考夢」則出現於入睡期間、剛起床時的朦朧狀態、非快速動眼睡眠。然而，隨著夢境的睡眠科學研究進行，現在發現在非快速動眼睡眠也能見到典型的「夢」。

雖說如此，典型的「夢」果然還是在快速動眼睡眠比較多，出現於非快速動眼睡眠僅為少數情況。

引起鬼壓床的不是幽靈而是快速動眼睡眠

跟作夢有關的現象——鬼壓床，常被睡眠專家拿出來討論。這是發生在腦部活動接近清醒狀態的剛睡著時，或者在即將起床混入快速動眼睡眠時的生理現象。

發生鬼壓床的清醒與睡眠過渡期，是在稍微有意識的情況下，混入快速動眼睡眠。快速動眼睡眠會抑制肌肉的緊繃程度，使得身體無法動作。其他特徵還有呼吸肌放鬆而呼吸變淺，以及自律神經的作用發生大幅波動。

當感到不安、恐懼時，同樣會發生自律神經紊亂與呼吸短促，夢境傾向負面的內容。身體就是在這樣的狀態下引起鬼壓床。

鬼壓床多發生於壓力過大，或者長期不規律生活的時候。統計數據顯示，面臨考試的思春期孩童，有將近半數都曾有過鬼壓床的經驗。

症狀與鬼壓床的情況相反，在睡眠中狂動起來的快速動眼睡眠行為障礙（RBD：REM Sleep Behavior Disorder），也是廣為人知的疾病。在快速動眼睡眠中，肌肉的活動受到抑制，即便看見恐怖、不安的夢境，也沒辦法逃跑或者做出防禦的行為，頂多只能在睡夢中呻吟而已。

然而，快速動眼睡眠行為障礙沒有發揮抑制肌肉活動的作用，當作惡夢或看見令人不安的夢境，身體會在睡夢中採取行為，掙扎逃走或者做出防禦反應而攻擊同床人。

研究指出，快速動眼睡眠行為障礙好發於長期處於沉重壓力的情況。理所當然，夢境的內容以惡夢居多。學者認為該障礙的發病原因，與帕金森氏症、路易氏體失智症（DLB）、多重系統退化症（MSA）相同，皆為α－突觸核蛋白（α－synuclein：蛋白質的一種）沉澱所造成的神經細胞漸進性變性脫落（神經細胞逐漸受到傷害而脫落的病症）。因此，快速動眼睡眠行為障礙被視為這些疾病的前兆而受到關注。

愈老愈難熟睡的原因

有些高齡者會抱怨，自己沒有辦法像年輕時期一樣酣沉長睡。其實，**人過了大約35歲左右後，深度睡眠的慢波睡眠（非快速動眼睡眠的階段3、4）會逐漸減少。**

慢波睡眠在一晚睡眠中所佔的比例，平均來說，10歲約25％、20歲約20％。然而，40歲約15％、50歲約13％、60歲約10％，過了70歲後降至10％以下。當然，少數人的情況會比平均來得高，但基本上隨著年齡增長，慢波睡眠的比例是逐漸降低。

與此相對，**會隨著年齡增長而增加的是入睡後的中途清醒。**

平均來說，20歲一晚中途清醒約10分鐘，而40歲約20分鐘、50歲約30分鐘、60

歲約40分鐘，過了70歲突然延長至將近60分鐘。這些中途清醒包含了10分鐘以上的醒來，與數十秒左右沒有記憶的短暫清醒。隨著年紀增長，睡眠會變得不安穩，使得熟睡感降低。

順便一提，有些說法認為，慢波睡眠的量跟白天的活動量及基礎代謝量有關，不會對起床時的熟睡感造成太大的影響。相較於慢波睡眠的比例，中途清醒的次數——也就是睡眠的安穩性，對40歲以後起床時的熟睡感、舒暢感會有比較大的影響。

Chapter.2

「睡眠負債」就是這麼危險！

「睡眠負債」不時威脅著你的性命

「睡眠借貸」引起的嚴重事故

前面討論了睡眠的生理機制，接著來看犧牲睡眠時間、累積「睡眠負債」會帶來什麼樣的後果，讓覺得「睡眠時間不足會危及生命，沒有這麼嚴重吧」的人，能夠警覺其中的危險性。

具體來說，過去已報導過幾起睡眠負債引起的重大事故。

●三哩島核泄露事故

1979年3月發生於美國賓夕法尼亞州（Commonwealth of Pennsylvania）三哩島，核能發電廠的爐心熔毀、輻射外洩，就是睡眠負債引起的事故之一。

根據美國議會睡眠障礙Dement委員會的調查報告，這場事故的肇因是，**負責人在疲憊嗜睡的狀態下輪班值勤，而未注意機械故障的人為失誤。**

●挑戰者號太空梭解體事故

1986年1月挑戰者號太空梭發射升空不久直接解體，也是睡眠負債引起的事故。根據美國議會的報告，這場事故的肇因是，**發射太空梭的負責人員因長時間工作，睡眠不足的累積所引發的判斷失誤。**

●阿拉斯加港灣漏油事故

1989年3月埃克森公司（Exxon）瓦迪茲號（Valdez）於阿拉斯加港灣觸

礁洩漏原油，也是睡眠負債引起的事故。猶記當時電視播出許多海獺渾身原油的衝擊性畫面，真的令人震驚不已。

工作4小時、休息8小時一天輪兩班，在極為特殊的勤務時間表下，工作人員於事故發生前晚，上船值勤前僅能取得低於6小時的睡眠，因疲勞與睡意造成人為失誤。這也是美國議會睡眠障礙Dement委員會的調查結果。

●車諾比核事故

發生於1986年4月被認為是世界最大規模核能廠事故之一的舊蘇聯**車諾比核事故，蘭德公司歐洲分部的報告推測，肇因是負責人員因睡眠負債所造成的判斷失誤。**爐心熔毀（meltdown）後的原子爐爆炸，放射性物質降落於烏克蘭、白俄羅斯及俄羅斯境內，造成廣範圍的污染，核能廠周圍至今仍舊因輻射污染而無法居住。

●關越高速公路巴士車禍事故

2012年4月在關越高速公路行駛的巴士司機因瞌睡駕駛釀成七死的衝撞事故，在日本因睡眠負債造成的事故也是不勝枚舉。這場事故中，男性司機（當時43歲）坦承：「我那時很累，不小心睡著了。」根據調查得知，該名司機為同車的換班駕駛員，前天搭乘同部巴士從東京前往金澤市，下榻石川縣金澤市的飯店，**上午8點入房、下午4點退房，肇事司機表示自己在飯店裡「時睡時醒」，可見他並未獲得充分的睡眠。**

當晚，該名司機擔任由金澤發車前往東京迪士尼樂園的駕駛員，行駛高速深夜旅遊巴士前往東京，在清晨4點40分左右於群馬縣的高速公路上發生事故。這起重大交通事故的肇因，也是睡眠負債的累積。

睡眠低於4小時，交通事故率增加11.5倍！

睡眠負債是引起交通事故的重大原因之一。

圖8 睡眠時間愈短，交通事故發生率劇增！

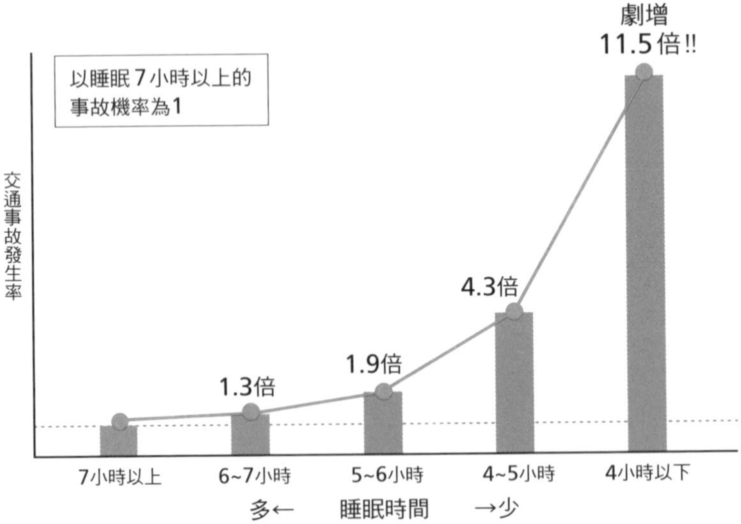

在美國，汽車交通事故與睡眠之間的關係、過去24小時睡眠時間與汽車事故風險的關係，廣泛受到研究。

推廣交通安全的美國非營利團體（AAA Foundation for Traffic Safety），以7234名美國司機為樣本（由2005年收集至2007年），調查汽車事故發生機率與過去24小時睡眠時間的關係，於2016年發表結果。

該報告以司機睡眠7小時以上的事故機率為1，推算司機睡眠5小時0分鐘～5小時59分鐘的事故機率增加1．9倍；睡眠4小時0分鐘～4

小時59分鐘的事故機率增加4・3倍；睡眠4小時以下的事故機率增加11・5倍。順便一提，**睡眠6小時0分鐘～6小時59分鐘的事故機率也增加1・3倍**（圖8）。

另外，該團體針對飛機、大貨車、火車，與公車、計程車、高級轎車等四輪車，四個組別各取200名駕駛員，共計800名駕駛員為對象，調查睡眠習慣與交通事故的關係，於2014年發表結果。

該報告以整體的平均為1時，**在嗜睡狀態下駕駛，交通事故或者險些擦撞的發生機率增加4・1倍**，**而習慣睡眠7小時以上的人，交通事故或者險些擦撞的機率增加0・6倍，危險性整整降低40％。**

另外，關於睡眠時間，該團體也調查了長期睡眠習慣與包含交通事故的死亡率之間的關係。

結果顯示，**相較於睡眠7～9小時的人**，**平均睡眠時間低於6小時的人，交通事故造成的死亡率提升13％；而睡眠超過6小時、未滿7小時的人，死亡率也提升了7％。**

「前額葉皮質受損」帶來的危險

為什麼睡眠負債的累積會增加交通事故等人為疏失的風險呢？

這是因為睡眠負債會減損腦部機能。其中，**腦的前額葉皮質是特別容易受到睡眠負債影響的部分**，這已由哈佛大學醫學研究所梅根・朱厄特（Megan Jewett）等人的研究團隊實驗**（先分別讓受試者睡眠0小時、2小時、5小時、8小時後，接著進行需要判斷的按鈕測驗，結果受試者睡眠時間愈短，其判斷錯誤的情況愈多、反應時間也較長，可見睡眠時間不足會直接減損前額葉皮質的判斷機能）**等，複數的研究獲得證實。

那麼，這邊先來簡單說明受到睡眠負債影響的前額葉皮質，平時有著什麼樣的功能吧。

①決策機能

前額葉皮質是掌握外界訊息的意義，並積極保存必要訊息，根據狀況採取柔軟應對的最高中樞。

換句話說，它是推理狀況、策劃行動、適當判斷、進行決策等，掌管認知與實行機能的中樞。

②抑制機能

抑制不必要的行動，也是前額葉皮質的功能。

在睡意濃厚的深夜，不斷將非必要的商品加入網拍、電商的購物車中，可能就是因為前額葉皮質未充分發揮抑制不必要行動的功能。

③控制意欲機能

再深入討論的話，前額葉皮質也與積極態度有關。

前額葉皮質的功能低下時，人會失去幹勁。即便想要振奮精神，不斷鼓舞自己「意志力啊！意志力啊！」在睡眠負債減損前額葉皮質功能的情況下，也只是白忙一場而已。**意欲的產生是腦部高層次功能中，最容易受到睡眠影響的機能之一。**

④安定情緒機能

前額葉皮質也能夠控制情緒。

情緒中樞位於大腦的邊緣系統。相對於邊緣系統，前額葉皮質是以抑制的方式來控制情緒。**當睡眠負債減損前額葉皮質邊緣系統的控制能力時，人容易生氣發火、悲傷淚流，情感起伏變得激烈。**

⑤共鳴機能

讀取他人的情感、掌握與情緒有關的狀況，也是由前額葉皮質負責。**當睡眠負債造成前額葉皮質運作不良時，人會變得不會看場合氣氛。**

⑥工作記憶機能

然後，工作記憶也與前額葉皮質有關。

工作記憶是，將來自外部或者內部的訊息暫時保存，進行適當操作的腦內網路構造、過程。

各位讀者能夠閱讀本書，也是多虧工作記憶發揮功能。**暫時記住讀過的內容（記憶），由該內容汲取文章的意圖（整理），順著內容的進度忘卻不必要的訊息（刪除）。**如果工作記憶沒有發揮功能的話，就無法理解文章的脈絡。關於工作記憶等記憶種類，會在後面進一步說明。

⑦維持注意機能

注意力的維持也與前額葉皮質有關。這邊的注意，不是「不要在走廊上奔跑！」這類老師對學生的提醒，而是腦部功能的警覺，英文attention的意思。

這邊以汽車駕駛為例，進行簡單的說明吧。

正常來說，腦部在關注前方車輛的同時，也會掌握左右及後方的狀況。然而，**當睡眠負債減損腦部（尤其是前額葉皮質）功能時，腦部就不會警覺正在關注事物以外的狀況。**

看見行人準備過斑馬線，集中注意在這件事上，未留意到前方車輛減速，結果發生追撞事故。或者，只注意前方車輛開始減速準備變換車道，沒有留意到旁邊竄出腳踏車。**當腦部傾注能量於關注對象的空間狀況時，會沒有餘力警覺周遭的其他情況。**

如同上述，當睡眠負債造成腦部功能低下時，容易發生這些問題。另外，**相較於容易察覺肌肉疲勞的過勞症狀、記得自己有喝酒的飲酒情況，腦部不易察覺自身機能低下，更容易引起事故。**

當然，睡眠負債的累積是產生睡意的最大要因，瞌睡駕駛釀成的交通事故，絕大多數都是因為睡眠負債造成腦部幾乎無法運作。

「睡眠負債」也會奪走你的表現能力！

「憂鬱星期一」是腦部發出的求救訊號!?

減損前額葉皮質的機能、分散判斷力及注意力的睡眠負債，具體來說會怎麼影響日常的工作表現呢？

這邊以睡眠日誌作為參考。**睡眠日誌是，記錄自己入睡時刻與起床時刻的日誌。假定原本需要的睡眠時間為7小時，將不足的睡眠時間視為睡眠負債，累加記入D的欄位。**藉由記錄每天的狀態，能夠幫助自己找出狀況不佳的原因，思考

■睡眠　S 睡眠時間　D 睡眠負債量　M 心情　P 表現

	13	14	15	16	17	18	19	20	21	22	23	S	D	M	P
												5	2	×	△
												6.5	2.5	△	△
												5	4.5	×	×
												5.5	6	×	△
												6	7	△	△
												6.5	7.5	×	△
												5.5	9	×	×
												4.5	11.5	×	×
												5.5	13	×	×
												6	14	×	×

因應對策（睡眠日誌的記錄方式會在Chapter.3詳細敘述）。

另外，上面的睡眠日誌1中，除了睡眠相關的記錄之外，還加進當天的心情、工作表現，以「○不錯／△欠佳／×糟糕」等符號記入。睡眠負債的累積會對心情、工作表現帶來什麼樣的影響，這邊稍微深入討論吧。

睡眠日誌1是，超夜型夜貓子類型商業人士（20歲後半的男性）的記錄。這個人是工作日很晚休息，隔天卻要早上七點左右起床的人，原本打

睡眠日誌1

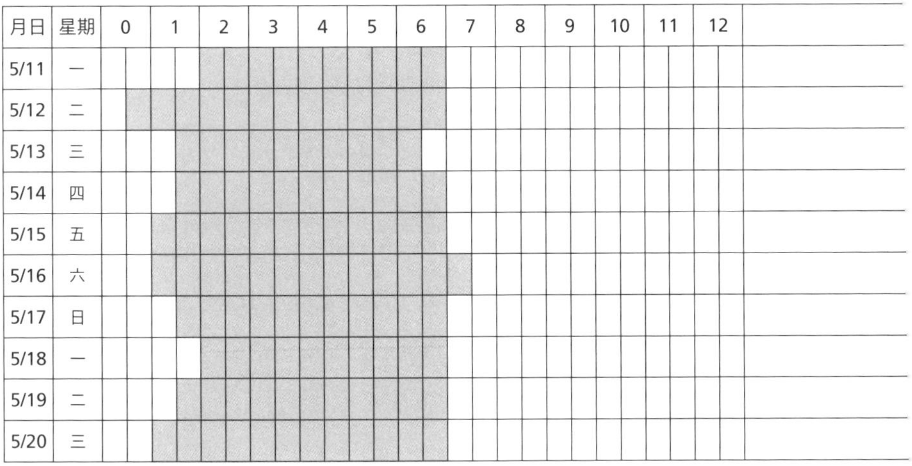

算利用假日補眠一次睡個夠，卻在記錄期間的週末，工作貌似發生狀況，不得不前往公司處理。

5月10號（日）熬到深夜2點就寢，隔天11號（一）早上7點起床，睡眠時間為5個小時，心情為憂鬱狀態的×、工作表現也不甚理想，整個就是憂鬱星期一（Blue Monday一詞已經是有點過時的流行語了……）。

多數人是因星期天睡得比較晚而晚上睡不太著，造成睡眠時間不足，隔天醒來感到嗜睡，才引起憂鬱星期一。如同Chapter.1所述，最近將這樣的狀況，取社會交際上發生時差失調的意思，稱為社交性時差。

接著，5月12號（二）睡眠時間為6．5小時，但心情與工作表現皆為△。隔天13號（三），雖然睡眠日誌上的睡眠負債僅累積到4．5小時，但心情與工作表現已經變成×（這樣類型的人很可能在開始記錄睡眠日誌之前，就已經累積睡眠負債了）。

後來，在睡眠日誌上睡眠負債累計超過9小時以上的5月17號（日）之後，接連好幾天的心情與工作表現皆為×。這樣竟然還能繼續工作，實在教人佩服。**像這樣累積睡眠負債的狀態，是現在日本人生產效率低下的主要原因之一。**

不斷累積睡眠負債會減損腦部機能，並引起下述的情況：

●工作上的失誤增加

疏漏、失誤增加，造成作業的速度變得遲緩。相較於順利作業的情況，工作上發生失誤時，需要花費更龐大的時間才能夠修正該缺失。

●誤解等情況增加

記憶力低下、記憶回想出錯或者誤解情況增加，都受到睡眠負債很大的影響。自認做好、誤解本意等，皆為引起作業失誤的背後主因。

●思考力低下

邏輯思考力低下，**沒辦法順利安排工作的程序。**這並不僅限於企業上的工作，在安排家事、學習上，也會出現同樣的問題。這是讓工作、家事、學習的時間效率變差的主因。

●動機熱忱低下

更嚴重的問題是，**睡眠負債的累積會降低自身的意欲、動機。**意欲的產生是腦的高層次功能之一。

沒有產生意欲的話，可能會拿不出幹勁、毅力。因睡眠負債造成工作意欲、學習意欲、做家事意欲低下時，無論做什麼事情都會提不起勁，對工作、學習、家事感到嫌惡，表現當然明顯低落。

若因睡眠負債減損前額葉皮質的功能，容易陷入思考狹隘、工作馬虎、固守效率不佳的狀況。當自己本身沒有意欲的時候，會排斥挑戰需細瑣邏輯推演的創新事物。

睡眠負債不但會影響日本長時間勞動的工作現場，也會讓雙薪家庭的父母不想做家事，甚至侵蝕長時間學習的孩童心靈，極有可能讓表現不盡理想。

對記憶力與學習能力造成致命性的打擊！

關於睡眠與記憶學習之間的關係，這邊再稍微深入討論吧。

●影響記憶的輸入與輸出

如同前述，前額葉皮質有著工作記憶的系統。藉由暫時保存記憶，做出適當的思考、行動，根據不同狀況取出必要的記憶，順利完成工作。另外，腦部的前扣帶迴皮質能夠維持存取訊息時必要的注意力。

因此，**長期因睡眠負債造成睡眠時間不足或者品質低下，會對腦部產生不好的影響，阻礙記憶的輸入與輸出。**

●影響記憶的定著

如同Chapter.1所述，非快速動眼睡眠有著定著「陳述性記憶」的功能，記住特定時間、場所發生的事件（事件記憶：episodic memory），以及如同教科書知識不涉及時間、場所的概念（語意記憶：semantic memory）；快速動眼睡眠有著定著「程序性記憶」的功能，記住如同騎腳踏車、駕駛汽車等，身體力行後不需意識也能使出的技能。

長期睡眠時間不足或者品質低下，會讓這些記憶難以定著。

●阻礙學習、記憶的整理

根據保存訊息的時間，記憶又分為短期記憶、近時記憶、長期記憶。

短期記憶是，約可保存20秒左右的記憶。順利追逐書中文字、適當進行對話等，都是多虧短期記憶才得以完成。短期記憶可視需要轉為近時記憶。

近時記憶是，經過數分鐘或者數十分鐘以上仍可想起來的記憶。這是記住之後，即便進行不同的對話或者作業等，後來也能回想起來的記憶。**睡眠不足時經常發生的「健忘」，就是近時記憶出現障礙。**在失智症的檢查中，會先讓患者拿出身邊的物品並要求他們記住，經過一連串不相關的對話、檢查後，再請患者回想自己帶了哪些物品，這就是在檢查近時記憶的功能。

長期記憶是，有意識地背誦後，經過一段較長時間還能夠重現、回想起來的記憶。**長期記憶的整理與索引製作，與睡眠有著密切的關係。**

長期睡眠時間不足或者品質低下，會先使短期記憶與近時記憶受到阻礙，接著長期記憶也會出問題。**腦部處於恍惚狀態，使得學習記憶的強度減弱，影響長期記憶的固化、整理，即便一整天非常努力，學習效率也是不甚理想。**

另外，雖然這是相反的情況，但記憶的消除也與睡眠有關。研究推測，腦部會先消去記憶強度較弱（大腦自動判定）、難以索引化的訊息。**充足睡眠清醒後記得愈清楚的訊息，愈難以被消去、容易索引化**，腦部會將其歸類為可提取的訊息，確實學習起來。

●進行睡眠學習法，累積的不是知識而是睡眠負債

這邊稍微說點題外話，討論一個關於睡眠與學習的坊間說法——「睡眠學習」吧。

我們不時會聽到「睡眠學習」的說法，比如在睡眠中播放英文單字的錄音帶，就能輕鬆記住單詞等等。不用刻苦勤勉也能記住，多麼輕鬆啊。

然而，實際上，**睡眠中的腦部需要接近清醒狀態，才能夠接受來自外界的訊息。**那麼，在睡眠中頻繁從外部給予聲音的刺激，讓腦部接近清醒狀態妥當嗎？

當然不妥當。反覆這樣的行為，會造成睡眠品質不佳，無法恢復腦部機能。結果只是阻礙入睡、增加睡眠負債，還可能減低白天清醒時的記憶力、學習能力。

如同上述，阻礙記憶的輸入、減低記憶的強度、降低記憶索引化的機能、影響記憶固化的功能、加速記憶的遺忘、妨礙瞬間提取適當的記憶……等等，睡眠科學的研究顯示，睡眠負債對記憶與學習是有百害而無一利。

「睡眠負債」會大幅降低免疫力

最近是不是很容易感冒？

睡眠負債會讓人精神恍惚，引發人為疏失、造成記憶力低下，那與健康的關聯性又是如何呢？

首先，先由統計數據來看感冒機率與睡眠負債的關係吧。

日本國立保健醫療科學院研究人員土井由利子等人的研究團隊，調查了

４８００名以上事務性工作人員的睡眠狀態與生病缺勤情況的關係。

這項調查於２００３年公開發表，帶給我不小的衝擊。**睡眠狀態不佳的事務性工作人員因生病缺勤的情況增加1．89倍。**雖然這可能包含憂鬱症等精神性的病患，但我想生病缺勤最多的原因應該是感冒吧。

另外，相較於過去一個禮拜確保７小時以上睡眠的人，睡眠低於７小時的人罹患感冒的機率，已由美國加利福尼亞大學舊金山分校的研究人員阿里奇．普拉瑟（Aric Prather）教授，於２０１５年公開發表。

結果顯示，**睡眠5～6小時的人感冒機率增加4．24倍；睡眠低於5小時的人增加4．50倍。**這是睡眠時間不足造成睡眠負債所帶來的影響。

另外，美國卡內基美隆大學的研究人員謝爾登．柯恩（Sheldon Cohen）教授，於２００９年發表了更具衝擊性的報告。這份研究報告是關於睡眠品質低下造成睡眠負債所帶來的影響。

說到2009年，正是新型流感蔓延全世界的時期。美國進行了一項實驗，讓Rhinovirus鼻感冒病毒附著於150名以上健康男女的鼻黏膜，調查兩星期內有多少人產生症狀。

上述的研究指出，睡眠品質不佳的人，每兩人就有一人發病；而睡眠良好的人，每七人才有一人發病。

睡眠良好、沒有睡眠負債的話，免疫系統能夠正常運作，即便感染也不容易發病。前面提到睡眠狀態不佳的事務工作人員，生病缺勤的情況增加1．89倍，可推測是睡眠負債造成免疫力降低的緣故。

這邊也順便討論感冒發病與睡眠的關係吧。

「感冒」在醫療界一般是指「普通感冒」，與流感、支氣管炎等合稱為「感冒症候群」。

普通感冒（感冒）80～90％是由病毒所引起的。目前已知引發「感冒」的病毒種類超過200種以上，如鼻病毒（Rhinovirus）、冠狀病毒（Coronavirus）、RS病毒（Respiratory Syncytial Virus）等等。**經由飛沫傳染、接觸傳染，飄散於空氣中的病毒等附著於呼吸道黏膜，入侵細胞內增殖，誘發「感冒」的症狀。**

然後，是否產生「感冒」的症狀，會受到感染人的免疫力、環境因素所影響。

睡著時，交感神經會進入休息模式，人體會持續將近7個小時防禦機能低下的狀態。在防禦機能已經降低的情況，又因睡眠負債減弱免疫機能，再加上寢室裡充斥塵埃、灰塵、塵蟎屍體等居家灰塵，殘存的免疫力會用來對抗居家灰塵，使得抵抗「感冒」的能力降低。**留意寢具的清潔、寢室裡設置空氣清淨機，能夠減少因環境因素「感冒」的風險。**

再深入討論，「感冒」的病毒多在15～18℃的環境下活動、增殖，濕度超過50％以上時，可滅絕九成以上的病毒。**若冬天氣候乾燥，可在寢室設置加濕器，讓濕度保持在50％以上，能夠再降低因環境因素「感冒」的風險。**

與過敏、癌症也有不容忽視的關係!?

雖然尚未獲得研究證實，但已有報告指出，花粉症、異位性皮膚炎等免疫異常，也容易因睡眠負債的累積而惡化。

不過，更慘的是，**花粉症、異位性皮膚炎等伴隨的過敏搔癢感，會讓人難以入睡、容易中途醒來、淺眠增加，這些阻礙睡眠的情況，更促進了睡眠負債的累積。**

塵蟎的屍體、糞便是引起過敏反應的原因物質，在氣候溫暖潮濕的日本，寢具裡有非常多這些過敏原。在免疫機能低下的睡眠中，口鼻等呼吸器官接近寢具、睡衣，注意寢具、睡衣的清潔衛生除了能夠預防過敏等免疫異常，也可防止症狀繼續惡化下去。

累積睡眠負債↓免疫機能低下↓發生過敏的風險增加↓過敏症狀讓睡眠品質更差↓進一步累積睡眠負債↓繼續惡化過敏症狀……會像這樣陷入惡性循環當中，所

以注意睡眠負債非常重要。

前面說明了睡眠負債會降低免疫力。不過，說到免疫力，也會讓人想到「癌症」吧。睡眠時間不足造成的睡眠負債與癌症發病風險的關係，尚未獲得確切的醫學證實。

然而，輪班工作不規律睡眠造成的生物節律異常，會對免疫系統、荷爾蒙分泌帶來影響，這已由中國浙江大學王曉教授帶領的研究團隊，透過整合分析（統合複數的研究結果，再以統計技術進行解析，導出最具可信度的結論）於2015年公開發表。該報告指出，**生物節律的異常讓日本人大腸癌中居冠的直腸結腸癌，發病風險增加1．3倍。**

另外，整合分析調查6000名以上罹患乳癌女性的研究，巴黎第十一大學科爾迪納．杜瓦傑（Cordina Duverger）教授帶領的研究團隊，於2018年發表的報告指出，深夜值勤10小時以上的女性，乳癌的發病風險增加1．36倍；每週超過三晚深夜值勤10小時以上的女性，發病風險增加1．8倍；超過十年以上每週超過三晚深夜值勤超過10小時以上的女性，發病風險增加2．55倍。

或許，癌症跟睡眠負債沒有直接的關係，但生物節律的異常的確可能增加發病風險。

「睡眠負債」跟肥胖是親密的友人！

美國頂尖大學的研究人員揭露睡眠與肥胖的關係

一般不會覺得睡眠跟肥胖有什麼關係吧。不如說，睡不著醒著比較消耗能量，應該會瘦下來才對。

然而，端看睡眠這個生命現象的機制，會發現睡眠與肥胖有著密切的關係。

在無法充分取得食物或者捕食的情況下，盡可能避免消耗不必要的能量才有利於生存。如同Chapter.1所述，**動物在演化過程中獲得了睡眠的能力，目的是避免消**

耗過多的能量。

關於「不消耗地儲存能量」的睡眠特性，有研究人員進行了這樣的實驗：均等間隔2個小時給予食物、水，調查一整天空腹感與食慾的變化。

實驗結果顯示，**食慾、空腹感在睡前最為強烈。**在睡前進食，睡眠中不會消耗能量，而是轉為肝醣、脂質儲存起來，作為隔天活動所需的能量。這樣做才對生存比較有利吧。

這樣來看，睡眠時間愈長會讓肝醣、脂質儲存得愈多，應該是睡愈多愈胖才對吧。

然而，實際情況卻正好相反。後面的報告指出，**夜晚的睡眠時間愈短，空腹感、食慾會愈強。**

●哥倫比亞大學的研究

2005年哥倫比亞大學的研究團隊，針對約8000名成年男女，以流行病學的角度追蹤調查BMI（體重〔kg〕除以身高〔m〕平方的數值）與睡眠時間之間的關係。

結果顯示，**相較於睡眠7~9小時的人，睡眠低於4小時的人的肥胖危險率增加235%；睡眠5小時的人增加60%；睡眠6小時的人也增加27%。**

●史丹佛大學的研究

2004年史丹佛大學的研究團隊，以1024名30~60歲的男女為研究對象，調查睡眠與和食慾有關的荷爾蒙之間的關係（圖9）。

結果顯示，**相較於睡眠8小時的人，睡眠5小時的人血中飢餓素（ghrelin：促進食慾的荷爾蒙）增加14.9%，血中瘦體素（leptin：抑制食慾的荷爾蒙）減少15.5%。**

圖9 **減少睡眠時間，會使食慾促進激素增加、食慾抑制激素減少！**

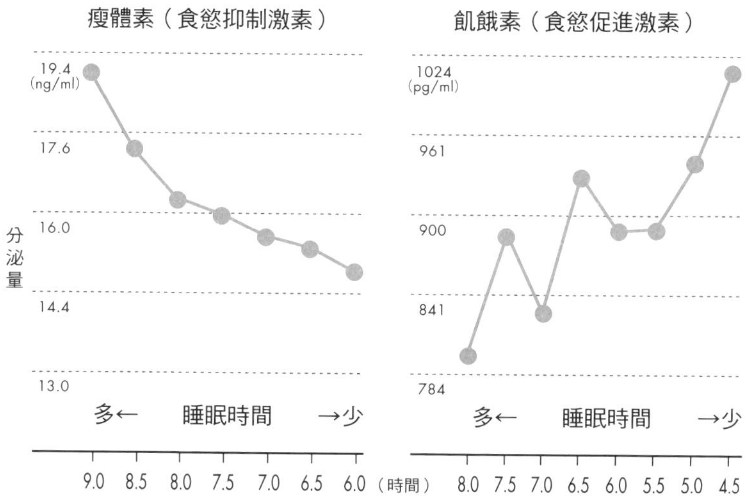

由這些研究報告可知，睡眠不足會增進食慾。後面其他對睡眠時間與肥胖的調查也指出，**睡眠低於6小時的人明顯容易肥胖，睡眠時間愈短的人，身材會愈顯豐腴。**

那麼，睡得愈久愈胖不起來，這麼說也不正確。

當睡眠時間超過9個小時，肥胖風險又會上升。睡眠7～8小時才是最能有效降低肥胖風險的睡眠時間。

累積睡眠負債會讓身體變成「易胖體質」

順便一提，睡眠不足僅是改變血中飢餓素、瘦體素的分泌變化，增加想要吃東西的欲求，並不會直接引發肥胖（沒有多吃就不會發胖）。

更嚴重的問題是，睡眠時間不足會累積睡眠負債，擾亂生活節律，養成容易發胖的習慣或者體質。

這邊實際以一天的流程來看變成易胖體質的過程……

①累積睡眠負債後，起床時會感到強烈的睡意。**睡意過強時會讓想要多睡一點的欲求強過早上的食慾。**

結果，經常沒吃早餐就出門工作、上學。

②睡眠負債會增強疲勞感。研究指出，**累積睡眠負債後，一運動就讓心搏數馬上飆高，身體會感到痛苦而動不下去。**寧可搭電梯也不要爬樓梯、近距離也要以車代步等，日積月累下來，一天的運動量明顯降低，結果**每日的能量消耗量減少。**

③如同上一小節所述，睡眠負債的累積會增強食慾、空腹感，不吃早餐容易增加傍晚以後的進食量，甚至經常吃宵夜果腹。**用餐習慣出現變化，晚餐、宵夜攝取的卡路里有增加的傾向。**

④非自然節律的睡眠，身體也會做出反應。動物實驗發現，**當睡眠負債的累積增加時，身體會擅自判定外部環境難以取得食物，將運作模式從醣類代謝轉為能量儲存。**身體會將醣類轉為肝醣儲存，作為預備的能量來源。當肝醣儲存量超過一定的程度，則會將醣類轉為脂肪。

換句話說，**睡眠負債的累積會從幾個不同的面向促進內臟脂肪積存，間接引起肥胖的問題。**

各位覺得如何呢？一不小心就熬夜或者為工作、課業犧牲睡眠的結果，是讓你的身體容易胖起來，不知不覺養成「易胖體質」。

睡眠負債↓肥胖↓代謝症候群＝生活習慣病

不過，說到肥胖，就不得不提代謝症候群（內臟脂肪症候群）。睡眠負債對肥胖有著莫大的影響，也跟代謝症候群脫離不了關係。

根據２００６年日本厚生勞動省「國民健康、營養調查」的推算，40～74歲代謝症候群患者約有９６０萬人，高危險群約有９８０萬人，合計約有１９４０萬人。由此可知，**40～74歲的男性中每兩人就有一人、女性每五人就有一人，可能罹患代謝症候群或為高危險群。**

在日本，代謝症候群的確診是以**內臟脂肪的積存（腰圍男性超過85公分、女性超過90公分）**為必要條件，且下述項目有兩項以上超過標準值：

- **收縮壓（最高血壓）超過130mmHg，或者舒張壓（最低血壓）超過85mmHg**
- **空腹血糖值超過110mg／dl**
- **血清脂質（血液所含的脂質）的三酸甘油脂（TG）超過150mg／dl，或者HDL膽固醇（有助於防止動脈硬化的好膽固醇）低於40mmHg**

另外，高危險群是指除了內臟脂肪型肥胖之外，還有罹患高血糖、高血壓、高血脂其中之一的人。

一般認為，**代謝症候群會提升癌症、缺血性心臟病、腦血管疾病等，生活習慣**

病的發病風險。

置之不理當心糖尿病上身！靠規律的睡眠擺脫代謝症候群吧

關於代謝症候群的另一項基準血糖值與睡眠的關係，已有許多國際學術論文公開發表。這邊就來介紹幾項研究結果吧。

2004年日本岡山大學川上憲人教授所發表，針對2600名以上患者長達8年的追蹤調查指出，**難以入睡的人罹患日本糖尿病患者居冠的第二型糖尿病的風險增約3倍；而中途清醒等睡眠不安定的人，罹患風險增約2倍。**

另外，重新解析評估36件相關研究、106萬1555份相關報告，2016年泰國瑪希敦大學研究人員的論文指出，**睡眠低於5小時的人，糖尿病的罹患風險**

增加1．48倍；睡眠超過9小時的人，罹患風險增加1．36倍（睡眠時間過長也會出現問題）；睡眠品質不佳的人，罹患風險增加1．4倍；從事輪班工作的人，罹患風險增加1．4倍。

然後，同份論文指出，著名睡眠障礙**阻塞型睡眠呼吸中止症候群（OSAS）的患者，糖尿病的罹患風險增加2．02倍；有OSAS且肥胖的患者，糖尿病的罹患風險增加2．99倍。**

這些研究報告皆指出，睡眠負債會提升代謝症候群診斷基準的肥胖程度、糖尿病的罹患風險。睡眠時間愈少、睡眠品質愈糟，睡眠負債的累積愈會讓代謝症候群找上門。不過，這些研究報告也揭示，**只要努力取得7小時左右、有規律且品質良好的睡眠，就能大幅降低代謝症候群的風險。**

擔心得到代謝症候群的患者，卻得削減睡眠撥出時間給工作、興趣的時候，首先要確保優質且充分的睡眠時間。

注意「睡眠負債」就能遠離高血壓

「短眠」、「睡眠品質不佳」使高血壓風險倍增！

高血壓除了是心血管疾病（血液、淋巴等體液循環系統的疾病）最大的危險原因，也會增加冠狀動脈心臟病、腦中風、腎臟病、血管性失智症、糖尿病的罹患風險。

下面各項調查結果，揭示了引來各種疾病的高血壓與睡眠負債之間的關係。

- 2003年由日本聖瑪麗安娜醫科大學的須賀萬智教授所發表，針對國內超過4000名受試者為期4年的追蹤調查指出，**難以入睡、中途清醒等睡眠不安穩的人，高血壓的罹患風險增加約2倍。**
- 2007年由英國華威大學的研究人員所發表，針對1萬名以上的受試者的調查結果指出，**睡眠時間低於5小時的女性，高血壓的罹患風險增加超過2倍。**
- 2018年香港中文大學的研究人員所發表，調查匹茲堡睡眠品質量表（普遍用於國際睡眠臨床上的睡眠障礙評量表）測出的睡眠品質與高血壓關係的結果指出，**睡眠品質不佳會讓高血壓的罹患風險增加1.48倍**（有些人可能會覺得1.48倍並非很高的數值，但這是由4萬5041名患者推算的數值，所以其實相當危險。另外，這份報告也指出收縮壓會上升得比較高，所以也很有可能罹患心血管疾病）。

睡眠時間足夠，但睡眠不規律的話……

前面講述了縮短睡眠時間、睡眠品質不佳，會提升罹患高血壓的風險。那麼，表面上睡眠時間足夠，但需要輪值夜班而睡眠不規律的人，其罹患高血壓的風險又是如何呢？

首先，日本現在需要輪值夜班的工作人數尚未有確切的資料可供參考，但根據產業醫科大學久保達彥教授的論文（由日本厚生勞動省「勞動安全衛生特別調查」與總務省「勞動力調查」推算深夜輪班制的工作者人數），2012年時推測約有1200萬人，佔人口的21．8％（2018年從事照護、運輸的從業人員增加，現在的人數應該變得更多）。

然後，輪值夜班的工作會帶來什麼樣的影響？根據2002年厚生勞動省的報告，**22·6%的夜勤人員罹患高血壓疾病。**

除此之外，美國梅約醫學中心（Mayo Clinic）的研究人員整合分析18件研究**報告，調查39萬4793名輪班工作者與高血壓之間的關聯性，於2017年發表的論文指出，輪班工作會讓高血壓的罹患風險增加1·34倍。**

那麼，為何睡眠時間不規律累積睡眠負債，會容易罹患高血壓呢？這是因為**平時睡眠發揮「睡眠期間降低血壓」的功能失調，造成心血管系統的機能無法維持。**

首先，就物理方面來說，**血壓會由站姿↓坐姿↓仰臥姿（面部朝上躺著的狀態）的順序愈來愈低。**睡覺的姿勢本身就具有降低血壓的效果（坐姿後仰與水平面夾角小於60度時，血壓就會開始下降）。

另外，在睡眠中，會降低肌肉的緊繃程度，讓交感神經進入休息模式，身體活動因而低下。結果，**受到交感神經控制的末梢動脈（手腳的動脈）收縮遲緩，動脈血液流動通暢，使得血壓下降。**

然後，**睡眠時的心搏數減少，這也是血壓下降的要因。**

睡眠在每晚睡眠期間會像這樣降低血壓，減少高血壓的罹患風險。

「一運動就感到痛苦」——這可能也是睡眠負債惹的禍

這邊來說點題外話，一般睡前喝太多酒會讓心搏數居高不下，交感神經很難平復下來。長期大量飲酒容易罹患高血壓的理由之一，就是睡眠降低血壓的功能受阻。

不累積睡眠負債能夠預防高血壓，這由人類睡眠的生理特徵來看也顯而易見。

另外，在Chapter.1提到引導自律神經、交感神經進入休息模式，是人類在演化過程中獲得的睡眠性質。交感神經會在清醒活動時，控制心搏數的升高、流汗的體溫調節等等。

換句話說，睡眠負債累積造成前晚睡不好，睡眠時間不長……的隔天，白天一運動會讓交感神經沒辦法休息，繼續興奮，心搏數馬上升高而感到痛苦。此外，體溫調節也會發生異常，使得身體不容易流汗。

研究指出，在交感神經無法適當運作的情況下，長時間待在炎熱環境下運動、作業，容易產生中暑症狀。**睡眠負債是降低運動能力、好發中暑的危險原因。**

「睡眠負債」會直接傷害心理健康

日本人自覺「不健康感」的真面目

即便不是憂鬱症、憂鬱狀態，心中失去健康感可是心理出問題的危險徵兆。直接影響日本人心理精神的健康感，現在情況變得如何呢？

針對就職前大學生的睡眠時間與健康感進行國際性比較，倫敦大學學院的研究人員於2006年發表的調查指出，**日本大學生睡眠時長在男女組別都是最短的，**

自己感覺健康良好的大學生比率也是殿後。

在大學生時就自覺睡眠不足、不健康的人，而且嚴重程度居世界之冠，這些年輕日本人進入社會後真的沒問題嗎？

接著，這邊來看商業人士的情況。以約5000名男女勞動者為對象調查其白天的睡意，日本國立保健醫療科學院的土井由利子研究員於2003年發表的論文指出，**在工作中感到強烈睡意的人，男性佔了13%、女性佔了7%。**多數日本人勞動者是在感到睡眠負債帶來的睡意下，繼續自己負責的工作。

另外，調查睡眠品質不佳的事務性商業人士，土井研究員在另一份論文指出，相較於能夠熟睡的商業人士，**產生身體不健康感的情況增加4．3倍、精神上不健康感增加5倍、職業活動性低下增加2．4倍、周遭人際關係不佳增加2．5倍。**

此外，土井研究員的論文也列出，哪些情況會增加發生睡眠狀態品質惡化與其倍率：

- **單身人士的情況增加１．６倍。**
- **暴露於中等精神壓力的情況增加２．５倍。**
- **承受強烈精神壓力的情況增加５．６倍。**
- **對工作感到不滿足的情況增加１．６倍。**
- **寢室環境不佳的情況增加１．６倍。**

由這項結果可知，組織家庭較能獲得舒適的睡眠；壓力、對工作不滿是睡眠的大敵；整頓好寢室環境才能睡得香甜。

另一方面，性別、高血壓、吸菸對睡眠品質影響不大，最高學歷、工作型態也沒有什麼影響。相反地，土井研究員的論文也指出，**有運動習慣的人，睡眠不佳**

的風險減少約20%；習慣中午小睡片刻的人，睡眠不佳的風險減少約35%。

睡眠負債讓憂鬱情況提高6倍！

在了解直接影響日本人心理精神的「健康感」惡化後，這邊進一步深入討論憂鬱與睡眠的關係吧。

首先，失眠是常聽到憂鬱帶來的影響。**早晚整個人清醒、中午睡不著的失眠症狀，也是憂鬱症的特徵性症狀。**這些症狀一般在早上時最為嚴重，到了傍晚會逐漸恢復，出現日間變動。

2007年史丹佛大學莫里斯．歐哈雍（Maurice Ohayon）主任等人發表的研究指出，**初次憂鬱症發病的患者有70%出現失眠；再次復發的患者也有78%出現失**

眠，失眠、憂鬱症狀與憂鬱症的關係可說是剪不斷理還亂。

憂鬱症與失眠的關係非常明顯，那麼睡眠負債的累積與憂鬱症是否相關呢？

關於這個問題，目前已知累積精神壓力會引起憂鬱症狀。**睡眠具有消去不愉快的記憶，減輕或者發散壓力的功效。**消除壓力最好的辦法是讓腦部休息，而想要讓腦部休息就只有睡得香甜。

這邊來看長達7年半追蹤調查睡眠狀態與憂鬱症的關係，由賓夕法尼亞州立大學費爾南德斯・門多薩（Fernandez Mendoza）研究員於2012年發表的研究。

根據這項研究，即便是維持睡眠狀態良好的人，經過7年半的追蹤調查，仍然有6・3%的人出現憂鬱症狀。然而，**調查前後就已出現失眠症的人，後來有36・6%出現憂鬱症狀，比睡眠良好的人高出6倍以上。**

高齡者的情況更為嚴重，研究指出，白天感受到強烈睡意的人，也就是**累積睡眠負債的高齡者，罹患憂鬱症的危險性增加2・05倍；即便是曾經治癒憂鬱症的高**

齡者，累積睡眠負債而復發的危險性也增為16．05倍。

憂鬱症是會帶給個人強大的苦痛，對社會造成深遠影響的疾病。選擇不治療置之不理，患者還可能因此自己走上絕路。

另外，任誰都有可能罹患憂鬱症。治療憂鬱症的重點是及早發現、及早治療，連續失眠的情況可能是憂鬱症的初期警訊。

如果失眠持續兩個禮拜以上，就有可能得到憂鬱症，服用安眠藥草率應對是相當危險的處理方式。若真的出現憂鬱症狀，建議前往神經精神科、身心內科就診。

睡眠負債在自殺意願者的背後推了一把!?

在調查睡眠負債與憂鬱症的關係時，筆者也翻閱到幾篇有關睡眠負債與自殺的論文。聽聞孩童自殺的報導，總讓人感到難受不舒坦。這邊就來討論其中幾篇論文吧。

首先，研究報告指出，自殺未遂的孩童大多有出現失眠症狀、做惡夢的情形。２００４年亞利桑那州立大學研究人員發表的調查指出，**抱持自殺念頭的孩童、過去6個月內有自殺未遂經驗的孩童當中，有48．9%出現做惡夢的情況**。

然後，雖然有關自殺者的調查資料不多，但２００５年匹茲堡大學的研究人員**以15～19歲自殺者為對象的調查指出，相較於居住相同地區的孩童，自殺孩童失眠的情況高出10倍**。

另外，雖然不是自殺，２０１７年中國山東大學研究人員發表的論文指出，曾**有自傷行為的高中生，睡眠品質不佳的情況較一般學生多出2．18倍，不斷做惡夢的情況多出2．88倍**。

在孩童出現自殺舉動、自殺念頭、自傷行為的傾向之前，可能會先發生沉重壓力造成失眠等睡眠品質不佳、頻繁做惡夢的前兆。

再深入討論的話，自殺念頭與睡眠負債的關係，並非僅限於孩童。2005年日本產業醫科大學藤野善久醫生所發表，**針對1萬5597名日本成人的追蹤調查也指出，長期處於難以維持睡眠狀態的人，男性的自殺風險增加1.6倍、女性增加3.1倍。**

此關聯性並非僅限於日本，2011年由挪威科技大學的研究人員所發表，**以7萬4977名挪威國民為對象的追蹤調查也指出，偶爾有睡眠問題的人，自殺風險增加1.9倍；不時有睡眠問題的人，自殺風險增加2.7倍；經常有睡眠問題的人，自殺風險增加4.3倍。**

雖然不能說睡眠負債的累積是自殺的直接原因，但卻可能引發憂鬱症狀、憂鬱症，使人們心生自殺念頭，可說是從背後推了一把。

「睡眠負債」讓超高齡社會充斥失智症？

2004年每五位高齡者就有一人罹患失智症

2013年推算日本高齡人口有3186萬人，佔總人口的比率達到25%。學者推測，**到了2035年高齡人口將突破3500萬人，佔總人口的33．4%。**

另一方面，**日本失智症的盛行率（Prevalence Rate）推測有3～8%，到了80～84歲更驟增至8%。**

另外，九州大學的久山町研究（針對年齡、職業分布與全國平均相仿，具有性質均勻幾乎無偏頗的福岡縣久山町〔人口約為8400人〕日本人居民，進行長達50年以上統計腦中風、缺血性心臟病、惡性腫瘤、失智症等生活習慣病的流行病學調查）推測，**2010年的失智症人口計有462萬人，高齡者佔其中的15%；2040年後，失智人口將達802萬人，高齡者佔其中的21.4%。**

跟癌症、腦心血管疾病相同，在邁入超高齡社會的現代日本，失智症是醫療福祉的重大課題，患者人口也預計繼續攀升。

然而，面對失智症，目前仍舊沒有理想的預防法、治療法。此疾病不僅對患者，也為家屬、照護人員帶來沉重的負擔。對大多數人來說，失智症可說是最不想得到的疾病之一吧。

日本人的失智症特徵

那麼，失智症究竟是什麼樣的疾病？

根據世界衛生組織（ＷＨＯ）的定義，失智症是「一般性、慢性或者漸進性的腦部疾病，造成記憶、思考、認知、理解、計算、學習、語言、判斷等，多數高層次腦部機能出現障礙的症候群」。

另外，根據日本神經學會《失智症疾病治療方針２０１０》，定義為「正常發展的認知機能因後天的腦障礙而持續性退化，造成日常生活、社會生活出現問題的狀態，此狀態顯現於無意識障礙的情況」。

然後，雖然統稱為失智症，但每個人的疾病、病狀不盡相同。

在日本，中樞神經退化性疾病（在腦、脊髓中樞神經細胞中，認知機能的細胞

出現障礙而無法發揮其功能，如阿茲海默症、路易氏體失智症等）與血管性失智症（因腦梗塞、腦出血等發病的失智症），這兩種類型的失智症佔絕大多數。

雖然每份研究報告的數據不太一樣，但根據某份報告，失智症病患中阿茲海默症佔有67．4％、路易氏體失智症佔有4．6％，兩者共佔有72％，其他的血管性失智症佔有18．9％。

阿茲海默症、路易氏體失智症、血管性失智症的發病風險，其實跟睡眠負債大有關係。

睡眠能夠抑制失智症的原因物質

為什麼累積睡眠負債會增加失智症的發病風險呢？這跟認知機能中樞前額葉皮質的功能有關。

首先，累積睡眠負債會減損前額葉皮質的機能。結果，**腦部無法充分休息，提高了阿茲海默症、路易氏體失智症的發病風險，引起「認知機能低下」、「精神壓力的累積」、「因免疫機能低下而生病」**。

另外，最近研究發現，路易氏體失智症是α－突觸核蛋白（蛋白質的一種）沉澱造成的神經退化性疾病（快速動眼睡眠行為障礙、帕金氏症也與α－突觸核蛋白沉澱有關）。

研究報告（瑞典烏普薩拉大學的研究人員於2015年發表的論文）指出，睡眠時從腦部排除α－突觸核蛋白的量比清醒時多，**累積睡眠負債會讓70歲以上長者的失智症發病危險率增加2．14倍，阿茲海默症的發病危險率增加2．92倍**。

再者，華盛頓大學的研究人員於2013年所發表，**以45～75歲為對象的研究指出，睡眠負債會讓阿茲海默症的原因物質之一「β類澱粉蛋白42（Aβ42）」的沉澱增加5．6倍**。

此外，整合分析多份信賴性高的論文，推算睡眠出現問題時阿茲海默症的發病風險，由南佛羅里達大學的研究人員於２０１７年發表結果。

該份研究指出，**僅因睡眠問題造成阿茲海默症的患者就佔了15%**。另外，關於血管性失智症，研究也指出，睡眠不足或者品質不佳（也就是睡眠負債的累積），會提升高血壓、第二型糖尿病、腦血管疾病的罹患風險。

另一方面，研究指出，造成阿茲海默症的β類澱粉蛋白42，需要累積一定程度的濃度才會發病，**只要取得良好充分的睡眠，就能抑制β類澱粉蛋白42的沉澱**。帕金氏症、路易氏體失智症的原因物質α－突觸核蛋白，可能也有類似的動態反應。

由此可見，**改善睡眠、確保優質適當的睡眠時間，能夠大幅降低在日本失智症患者中佔絕大多數的阿茲海默症、路易氏體失智症、血管性失智症的發病風險。**

「睡眠負債」是美容的大敵

為了肌膚的緊緻，調整生理時鐘吧！

前面談論了睡眠負債會增加事故、危害健康的風險。然而，睡眠負債的影響可不只如此。

相信讀者中有許多女性朋友，最近也有不少因跟風而注意美容的男性朋友。這邊稍微改變觀點，離開危害生命這些駭人聽聞的議題，稍微討論美容與睡眠負債的關係吧。

首先，先來看肌膚的緊緻。

圖10 保持肌膚緊緻的大功臣！皮膚組織的剖面圖

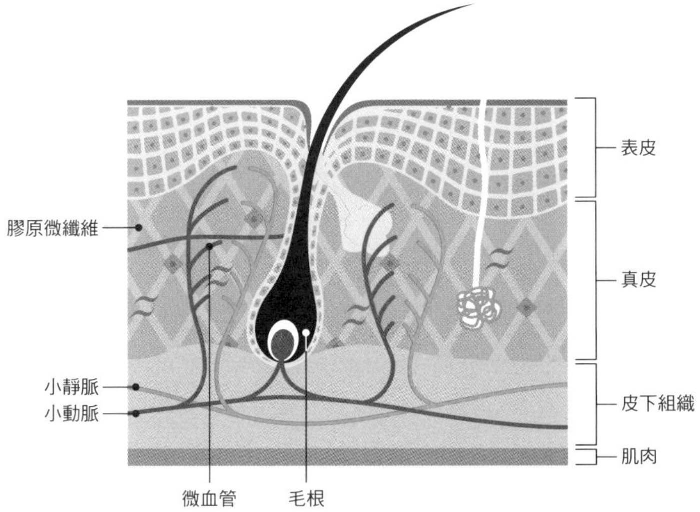

肌膚的緊緻，是靠皮膚的表皮、真皮、皮下組織、肌肉的適當狀態來保持（圖10）。**取得充分良好的睡眠，可促使真皮、皮下組織活化再生，讓膠原蛋白保持皮膚的彈性、強度，同時肌肉適度的緊繃能夠維持肌膚緊緻。**

與肌膚的緊緻有著密切關係的是生理時鐘。

如同Chapter.1所述，人體中存在許多生理時鐘，其中位於腦部視交叉上核的生理時鐘，扮演著主時鐘的角色。睡眠受到這個主時鐘的控制，晝行性的人會表現出晚上睡覺休息、白天清醒活動的行動模式。

然而，如同前面的敘述，主時鐘對人類睡眠的支配力不強。用來安排生活作息的標準時間24小時，是以物理角度決定的時刻（生活時刻：LT），而主時鐘刻畫的身體時刻（日變時刻：CT）跟LT不太一樣。

舉例來說，習慣在深夜2點就寢的人，LT深夜2點會是CT的深夜12點，實際時刻比身體時刻還要慢2個小時。如果睡眠習慣不規律，CT的深夜12點沒有固定對應的LT，常會與睡眠的時間帶錯開。

肌膚的相關研究指出，**皮膚細胞再生（扁平上皮細胞的減數分裂）的尖峰時段在CT的深夜2～3點左右。**如果沒有養成規則的節律，身體會不曉得什麼時候是CT的深夜2～3點，皮膚就難以進行細胞的再生。

不睡覺就不會分泌生長激素!?

皮膚細胞再生需要合成蛋白質，而身體需要分泌生長激素，才能促進蛋白質的合成。

生長激素是由腦垂腺前葉分泌，在睡眠中的分泌量會達到有效血中濃度（因為生長激素的分泌受到睡眠所控制）。

換句話說，**生活不規律而無法睡眠的狀態，不但會擾亂CT的節律，還會讓皮膚細胞錯過再生的尖峰時段，造成生長激素分泌不充足，使得緊緻肌膚的皮膚細胞難以再生。**

隨著入眠後深部體溫急劇下降出現慢波睡眠，腦垂腺前葉會開始分泌生長激素，斷斷續續地每次持續數小時。

然後，血中出現大量生長激素後，皮膚細胞開始盛行細胞分裂，促進皮膚進行再生。

另外，取得良好的睡眠能讓交感神經好好休息，能夠擴大末梢小動脈，增加血流量。

如此一來，真皮、皮下組織、肌肉能從小動脈獲得能量代謝所需的氧氣、營養素，並透過小靜脈排出代謝老廢物、二氧化碳、一氧化氮等氧化物。

有效分泌生長激素、讓交感神經確實休息的良好睡眠，能夠促進皮膚再生。

此外，研究指出，生長激素的分泌量在20歲前最多，過了25歲後便會急速下降，但到了35～70歲，睡眠時的生長激素分泌能力就沒有太大的差異。

不規律的睡眠會奪走肌膚的保濕力

接著，這邊來看對肌膚保濕的影響吧。睡眠負債也與肌膚的保濕力有關。肌膚的水分供給，是由分布於真皮、皮下組織的小動脈與微血管網負責。皮膚的真皮裡布滿膠原微纖維，發揮保濕的功能。

膠原的正式名稱為膠原蛋白質，由生長激素促進合成。過去會根據「生長激素在睡眠前半的慢波睡眠分泌較多」、「一般人會在深夜12點左右就寢」，而提倡晚上10點～深夜2點是「護膚的黃金時刻」。

然而，這些僅是坊間說法。即便就寢時刻稍微不同，只要養成規律的睡眠習慣與睡眠時間，生物節律就會與睡眠合拍。

另一方面，**睡眠時間短促或者睡眠頻繁中斷，會造成生長激素的分泌量減少，交感神經也難以獲得休息。當然，不規律的睡眠習慣也會阻礙生長激素的分泌、交**

感神經的休息，對肌膚保濕、皮膚再生帶來不好的影響。

進一步來說，睡眠負債會降低免疫系統的功能，大幅提升異位性皮膚炎的發病風險，惡化疾病的症狀。

健康的皮膚表面其實也會受到睡眠負債的影響。

睡眠負債會讓容顏、身材走樣!?

睡眠負債也會對容顏、身材造成莫大的影響。

首先，是睡眠與膚色的關係。

膚色主要受到分布於真皮、皮下組織的小動脈與微血管網的狀態所左右。**如果在睡眠中無法讓交感神經獲得充分的休息，隔天清醒後，交感神經常會處於興奮狀**

態。在這樣的狀態下，皮下小動脈會收縮，使得紅色動脈血的血流量減少。**這是累積睡眠負債容易造成膚色黯淡、發紫發黑的原因之一。**

另外，臉部的線條平衡、肌肉鬆弛，也會受到睡眠負債所影響。這是因為睡眠能夠讓與臉部平衡鬆弛有關的顏面肌肉獲得有效休息。

非快速動眼睡眠具有弛緩肌肉的功能。因此，**如果身懷睡眠負債，感到強烈的睡意，即便在清醒狀態下，也會混入非快速動眼睡眠的壓力（弛緩肌肉的驅力），使得肌膚變得鬆弛。**睡意極為強烈時，想要橫躺下來、感到全身倦怠，這些都是由於睡眠的肌肉弛緩作用。

顏面肌肉會無意識地適度緊繃來抵抗重力，以保持臉部的線條平衡、緊緻彈性。顏面肌肉的緊繃控制是由腦部自動進行，睡眠負債的累積會讓腦部對顏面肌肉的控制力降低。

然後，姿勢也會受到睡眠負債的影響。

包含在姿勢控制方面發揮重要功能的小腦在內，睡眠讓腦部、神經系統與肌肉消除疲勞的效果是最好的。

睡眠負債的累積會讓小腦的姿勢控制機能低下，難以穩定維持肌肉的緊繃，若不刻意維持，姿勢容易顯得邋遢。

關於身材的部分，前面已經提過累積睡眠負債容易引起肥胖。如果姿勢與身材都變差的話，整個人看起來就不美觀。

規律的睡眠帶來內在美

這些還不是全部。除了外表的樣貌之外，睡眠負債也會影響人的內在美。

首先來講眼睛的神態。眼睛炯炯有神，是因為淚腺適當分泌淚液，看到感興趣的對象時瞳孔迅速擴張，一瞬間顯得目光明亮的緣故。

淚腺的功能是由副交感神經啟動、由交感神經抑制。因此，**睡眠負債的累積會使清醒時的交感神經的運作興奮，造成淚腺功能低下，眼睛容易乾澀，瞳孔擴張變得遲緩，讓人覺得目光無神有如死魚眼。**

再來，睡眠能夠帶來內在美，如自信、優雅舉止。累積睡眠負債後，腦部前額葉皮質與頂葉皮質的功能最先受到影響。

如同前面的敘述，前額葉皮質與幹勁、性格、情感表現、情感認知等情緒活動以及動機產生有關。自信、肯定對方的評價、情緒狀況的掌握、他人情感的讀取、自我情感的控制、他人內心狀態的推測等等，如果前額葉皮質無法正常運作，這些能力都會明顯低落。

正確的動作、迅速的反應、自然優雅的舉止等等，前額葉皮質是控制這些微妙動作，做出人類行為的中樞。

動作的討喜、會話的魅力、反應的迅速、追求美的意欲與上進心、對美的感性與品味、知性的氛圍、肯定對方的評價、察覺氣氛的能力等等，睡眠負債的累積容易失去這些作為內在美人應有的各種條件。

相反地，確保適當的睡眠時間與良好的睡眠，讓前額葉皮質、頂葉皮質及自律神經充分發揮自身的能力，才會幫助自己成為內在美人。

Chapter.3
快速消除「睡眠負債」

Step.1 以檢測表掌握睡眠狀態

客觀審視自己的睡眠

在Chapter.2當中，我們從過去的睡眠科學、睡眠醫療研究，揭示了睡眠負債的危險性，舉出了各種相關的案例。在閱讀的過程中，各位讀者是否產生想要了解自身累積多少睡眠負債的念頭呢？

想要消除睡眠負債的話，先回答下一頁的問題，確認自己現在的睡眠狀態、睡眠負債吧。

睡眠負債簡易確認

- □早上總是很難起床。
- □假日（休息日）要比起平日（工作日、上學日）多睡2個小時以上才會有精神。
- □平日（工作日、上學日）中午前，經常感到嗜睡。
- □經常在吃晚餐（晚餐後）不小心睡著。

首先，先回答這幾個簡單的問題，判斷自己本身有沒有無累積睡眠負債。符合其中一項的人，就有可能累積了睡眠負債。

確認睡眠負債的累積程度！

想要再進一步確認自己的睡眠負債累積程度的人，這邊有另一份推薦的檢測清單。

這是由世界衛生組織（WHO）輔助製作，名為雅典失眠自評量表的檢測表。

請於下一頁的各項問題中，圈出一個符合自身情況的選項（下一頁雅典失眠自評量表的內容，翻譯自WHO開發的AthensInsomniaScale，筆者將部分內容修改為讀者較易理解的表達方式）。

這份量表可協助你確認近一個月的睡眠狀態。請在下列八道問題中，圈出每星期至少出現3次以上的選項編號。

A. 入睡狀況如何？（躺在床上至入睡所需的時間）

⓪總是容易入睡
①入睡比平常略微延遲
②入睡比平常明顯延遲
③入睡比平常嚴重延遲或者完全睡不著

B. 曾經夜晚睡到一半醒來？

⓪問題不大
①略微感到困擾
②明顯感到困擾
③嚴重感到困擾或者完全睡不著

C. 曾經比預期時間還要早醒，起來後就睡不著？

⓪未曾發生
①略微早醒
②明顯早醒
③嚴重早醒或者完全睡不著

D.包含白天及晚上睡眠的總睡眠時間如何？

⓪時間充足

①略微不足

②明顯不足

③嚴重不足或者完全睡不著

E.整體的睡眠品質如何？

⓪相當滿意

①略微不滿

②明顯不滿

③嚴重不滿或者完全睡不著

F.早上的心情如何？

⓪相當不錯

①略微憂鬱

②明顯憂鬱

③嚴重憂鬱

G.白天的身心活動狀態如何？

⓪相當不錯

①略微低下

②明顯低下

③嚴重低下

H.白天的嗜睡程度如何？

⓪完全沒有

①略微嗜睡

②明顯嗜睡

③嚴重嗜睡

請將在問題A～H圈出的數字加總起來，依照得分確認結果吧。

1～3分：幾乎能夠正常睡眠，沒有失眠症的困擾。請繼續維持現在的睡眠習慣。

4～5分：稍微有失眠症狀。請重新審視睡眠習慣。

6分以上：明顯有失眠症狀。如果生活出現障礙，建議尋求主治醫生或者專門醫療機構。

這個雅典失眠自評量表，是能夠自我確認近一個月的睡眠與白天狀態的檢測表。如同右邊的判斷結果，**4～5分是存在一些罹患失眠症的可能性；6分以上是罹患失眠症的可能性很高。**

問題A～D是，詢問入睡情況、中途清醒、過早醒來與無法熟睡的問題。

問題E～H是，詢問實際出現失眠症狀時，對生活有無出現障礙、影響的問題。

日常生活上沒有障礙且得分在5分以下的話，可不必尋求主治醫生或者專門醫療機構。

雅典失眠自評量表的得分結果中，**將「失眠症」一詞換成「睡眠負債的累積」，並將4～5點分的說明換成「必須尋求了解睡眠的人或者職場健康管理者的建議，並重新審視工作、自己的生活」，就能把這個檢測量表用來自我診斷「睡眠負債」。**

另外，雅典失眠自評量表是針對「近一個月的睡眠」提問，將時間換成「近一個禮拜」或者「近兩個禮拜」，就可檢測自己最近的睡眠負債狀態。

檢測睡眠環境！

上一小節的雅典失眠自評量表，僅是用來評估自己有無失眠症的工具。搭配評量的結果，確認自己的睡眠狀態、寢室環境，才能進一步了解自己有無累積睡眠負債，或者處於容易累積的狀況。

這邊要來介紹「檢測自己的睡眠狀態與睡眠環境」的量表。這是以前筆者在接受女性週刊誌採訪時所製作，用來確認睡眠狀態、寢室睡眠環境的檢測表。

詳細結果留到各位檢測完後再來討論，首先，**請在下一頁的問題中，圈出符合自身情況的項目（題目並非單選題，可複選所有符合的項目）。**

檢測自己的睡眠狀態與睡眠環境

根據近兩個禮拜的睡眠狀態，圈出符合自身情況的項目。

A.你的入睡情況？

- 躺上床鋪後，10分鐘內睡著。
- 躺上床鋪後，就沒有印象了。
- 躺上床鋪後，完全注意不到周遭的情況。
- 有一套幫助自己入睡的方法。

B.你的熟睡度如何？

- 稍微有點聲響也不會醒來。
- 睡著後幾乎整晚不會醒來。
- 幾乎未曾在床上體驗外面天色漸亮。
- 一直睡到早上鬧鐘響起。
- 幾乎未曾在清晨過早醒來。

C.你的睡醒狀態如何？

- 接近預定的起床時間就會自然醒來。
- 醒來後賴床時間少於5分鐘。
- 早上醒來感到神清氣爽。
- 早上食慾旺盛，早餐吃得很香。

D.你的白天狀態如何？

- 上午能夠專心投入工作（家事、學業）。
- 下午不會嗜睡、精神舒暢。
- 白天不會懶得動身體。
- 晚餐後不會不小心睡著、打瞌睡。

E.你的睡眠環境如何？

- 寢室採取間接照明等，留意房間的整體氛圍。
- 堅持將寢室的溫濕度設定為適溫。
- 寢室放置空氣清淨機，保持空氣清潔。
- 對枕頭、寢具有所堅持，嚴選適合自己的商品。
- 每週一次以上使用吸塵器清理寢具，洗滌床單、睡衣等。
- 睡前使用自己喜愛的香氛、聆聽音樂。

A：這是關於入睡情況的問題。周遭雜音對自己沒有影響，躺上床鋪稍微數幾隻綿羊就能入睡，圈出4個選項的你是人人羨慕的入睡達人；圈出3個選項則是入睡高手。

B：這是關於熟睡度的問題。睡著後不為一點聲響所動，不太記得夢境的內容，圈出5個選項的你是熟睡達人；圈出3個選項以上則是熟睡高手。

C：這是關於睡醒狀態的問題。睡醒後幹勁十足、食慾旺盛，早上整個人神清氣爽，圈出4個選項的你是清爽睡醒達人；圈出3個選項則是清爽睡醒高手。

D：這是關於白天狀態的問題。白天精神舒暢、晚餐後不嗜睡，圈出4個選項的你是充分睡眠達人。若未圈出任何選項，表示你的睡眠可能有問題。

E：**這是關於睡眠環境的問題。將寢室布置成適合自己睡眠的環境，圈出6個選項的你是寢室整頓達人；圈出4個選項以上則是寢室整頓高手。**

如果問題A、B、C皆為高手以上，就不必擔心睡眠品質低下而累積睡眠負債。

雖說如此，**問題D沒有圈出任何選項的話，表示可能因睡眠時間不足而累積睡眠負債。**或者，儘管自認沒有入睡、熟睡的問題，還是有可能因阻塞型睡眠呼吸中止症候群、頻繁打鼾造成上呼吸道阻力症候群（UARS）等，睡眠相關呼吸障礙的緣故，發生短暫清醒、淺眠狀態而導致睡眠中斷。

另外，睡眠中的週期性肢體運動障礙（PLMD：四肢在睡眠中異常反覆抽動，造成睡眠品質低下），可能也不會留下中途清醒的記憶。

換句話說，如果經常沒有圈出問題D的任何選項的話，表示自己需要注意了，建議前往睡眠障礙的專門醫療機構就診。

問題A、B、C其中一題未達高手程度，且問題E沒有全部圈起來的話，可能是不佳的睡眠環境惡化了睡眠狀態。有這種困擾的人，只要重新審視睡眠環境，就能改善睡眠狀態。

如果雅典失眠自評量表的得分低於3分，且「檢測自己的睡眠狀態與睡眠環境」的問題A～E皆為高手以上的程度，表示你可以繼續保持現在的生活、工作或者學業模式，不必擔心睡眠負債的累積。

雅典失眠自評量表的得分高於4分，且「檢測自己的睡眠狀態與睡眠環境」的問題A～E任一題未達高手程度的人，請參閱Step.2後面介紹的睡眠負債消除法，改善自己的睡眠型態。能夠大幅降低因睡眠負債累積而對身心造成的威脅。

Step.2 尋找自己的最佳睡眠時間

國際上推崇的各年齡層睡眠時間

各位讀者在Step.1中的三項檢測結果如何呢？

睡眠負債累積嚴重的人，或許是還沒有找到適合自己的睡眠時間。

你對自己的睡眠時間滿意嗎？

每個人都需要睡眠，到了30歲也經歷超過1萬個夜晚，可算是超級老手了。自己需要多少睡眠時間，應該沒有人比你更清楚才對，但卻鮮少人知道適合自己的睡眠時間。

不危害健康的睡眠時間，包含高齡者在內的大多數成人，一般需要6小時半至8小時，最佳時間為7小時左右。人類的睡眠不能太短也不可過長。

除了維持健康之外，睡眠還有另一項重要功用——讓腦部休養，如此才能使思緒清晰、充分發揮機能，在學校、公司不打瞌睡，整個早上保持神清氣爽。大多數人需要的睡眠時間是固定的，雖然長短因年齡而異，但不會因人種而有所不同。

美國睡眠醫學會（AASM：American Academy of Sleep Medicine）、美國國立衛生研究所（NIH：National Institutes of Health）支援的美國國家睡眠基金會（NSF：National Sleep Foundation），於2015年1月公開發表針對各年齡層建議的睡眠時間。

這項發表是由數份可信賴的國際醫學論文，探討睡眠時間對身心的影響，推算出的建議時長與極限範圍。

- 0～3個月：14～17小時（11小時以下、19小時以上超出極限範圍，以下括號內相同）
- 4～11個月：12～15小時（10小時以下、18小時以上）
- 1～2歲：11～14小時（9小時以下、16小時以上）
- 3～5歲：10～13小時（8小時以下、14小時以上）
- 6～13歲：9～11小時（7小時以下、12小時以上）
- 14～17歲：8～10小時（7小時以下、11小時以上）
- 18～25歲：7～9小時（6小時以下、11小時以上）
- 26～64歲：7～9小時（6小時以下、10小時以上）
- 65歲以上：7～8小時（5小時以下、9小時以上）

各位讀者覺得如何呢？有確保自己年齡層的所需睡眠時間嗎？

一般會參考這些數據來決定自己的睡眠時間。

短眠者的體質是遺傳來的！

根據筆者等人的全國調查，**日本人將近半數以接近極限的睡眠時長過著日常生活，成人每十人就有一人睡眠時間低於5小時。**其中的確有些人是短眠者，即便平日、假日睡眠時間低於5小時，白天也幾乎不嗜睡且對身心沒有什麼影響。

然而，有研究指出，短眠者的體質是睡眠相關的基因發生突變而產生的。換句話說，短眠者的雙親、祖父母、血親當中，許多人也是短眠者。

如果這些人身心健全發展且長壽，則短眠者的體質可能經由遺傳傳承下去。

反過來說，**沒有短眠基因的人想要靠後天的努力成為短眠者，最後只會搞壞身體。**

翻閱文獻時發現，短眠者的比例為每兩百人不到一人，所以有些睡眠研究人員認為短眠體質並不存在。

另外，與短眠者相反，也有成人是需要超過9個小時睡眠的長眠者。

調查最佳睡眠時間的方法

在忙碌的現代生活中，不是每個人都能身體力行美國國家睡眠基金會建議的睡眠時間，更沒辦法變成短眠者。

不過，人是可以稍微勉強自己少睡一些，努力實踐睡眠負債不影響生活程度的睡眠時間，撐過現代社會的生活。

雖說如此，還是會出現早上在床上賴很久、中午經常感到昏昏欲睡、傍晚或者晚上一不小心就睡著的情形。在沒有要事的假日，會比平常多睡2～3小時以上……。

睡眠時間短且出現上述情況的人，表示自己過著睡眠相當不足的生活。不足的部分會累積形成負債，不想辦法消除睡眠負債的話，身體、腦部的健康哪天一定會亮起紅燈。

實驗結果指出，**睡眠負債的累積量等同於清醒的持續時間。1天1小時左右的睡眠不足累積30天，相當於沒有休息連續清醒30小時。這是非常危險的狀況。**

因此，這邊就來分享如何尋找自己的最佳睡眠時間吧。

①首先比平常早30分鐘躺上床鋪，嘗試大約一個禮拜。

②如果嗜睡等問題沒有改善的話，再提早30分鐘就寢，再持續一個禮拜。

如此不斷提早就寢時間，**當平日與假日的睡眠時間相差小於2個小時，且幾乎沒有出現睡眠負債造成的賴床、白天嗜睡、打瞌睡等症狀，這個時長就是你生活上的最佳睡眠時間。**

相反地，如果睡眠時間超過8小時的人，出現難以入睡、半夜經常醒來、總是淺眠、沒有熟睡感等症狀的話，那就可能是睡眠品質不佳惹的禍。

將躺在床上的時間限制為7小時，持續一個禮拜。如果睡眠狀況獲得改善、沒有出現睡眠不足的症狀，7小時左右就會是你的最佳睡眠時間。

各位讀者不妨試著尋找自己的最佳睡眠時間。

Step.3 記錄「睡眠日誌」掌握自己的睡眠履歷！

重新審視自己的工作模式

日本厚生勞動省公布截至２０１８年1月的15～64歲勞動人口，正式職員、從業員計有６７２２萬人；非正式職員、從業員計有２１１９萬人。雖然工作方式改革的議題在國會、媒體上吵得沸沸揚揚，但長時間勞動造成睡眠負債的累積、身心疲弊，仍是日本目前的現狀。

２０１６年１月25號神戶新聞報導揭露，２０１５年過勞自殺的西日本高速公路男性職員（當時34歲），在下班8分鐘後又得返回公司的過勞勤務狀態。這是連睡眠時間都被剝奪的嚴酷工作環境。

在歐盟（ＥＵ），規定企業包含加班在內每週工作時間不可超過48小時，且採取間隔休息制度，規定下班後必須間隔11小時以上才能再次出勤。

在日本，一些企業也開始導入類似歐盟的間隔休息制度。

自己的工作模式可簡單從勤務型態來掌握，包含通勤等移動時間、勞動在內，試著檢查約一個禮拜的工作模式吧。

睡眠日誌的記錄方法

各位掌握自己的工作模式了嗎？工作間隔是不是每天都能取得足夠的休息時間

呢？休息時間沒問題的話，是不是能夠確保充分的睡眠時間呢？

如果在休息的時候沉溺玩樂而犧牲睡眠時間的話，就不能說是實質的休息時間。想要確切掌握自己的睡眠模式，是件相當困難的事情。

因此，為了消除睡眠負債，這邊來記錄Chapter.2提到的睡眠日誌（本書最後收錄了睡眠日誌的記錄表格，讀者可自行利用），從掌握自己的睡眠時間履歷開始做起吧。

睡眠日誌，是用來記錄自己睡眠時間帶的日誌。藉由客觀檢視自身睡眠，掌握自己現在累積了多少睡眠負債。透過記錄每天的狀態，找出身體不適的原因、解決辦法。

那麼，該怎麼記錄睡眠日誌呢？這邊依序來看睡眠日誌的記錄步驟吧。請大家搭配156～157頁的睡眠日誌2來閱讀。

①在睡眠時間的格子上塗滿顏色

早上醒來後，將昨晚睡著的時間帶以30分鐘為單位塗滿顏色。如同睡眠日誌2的6月10號（日），**如果有睡午覺的話，比照夜晚睡眠的記錄方式。**午睡的時間帶可於晚上就寢前記錄，或者隔天靠回想來塗滿昨天的格子。

然後，睡眠日誌2的6月7號（四）清晨4點～5點的白色格子，表示半夜醒過來的中途清醒時間帶。**即使中途清醒的時間帶不是瞬間醒來，而是沒什麼印象的醒來睡不著時間帶也沒關係。**

②自我評量心情、表現

第二天早上起床塗滿睡眠時間後，**回想昨天的心情與在工作、學業或家事上的表現，填寫至昨天的欄位。**

以睡眠日誌2來說，在6月5號（二）的早上，除了填塗5號的睡眠時間，還要填寫4號（一）的心情、表現**（剛開始記錄睡眠日誌的第一天早上，不用填寫心**

■睡眠　S 睡眠時間　D 睡眠負債量　M 心情　P 表現

	13	14	15	16	17	18	19	20	21	22	23	S	D	M	P
												6	1	○	○
												5.5	2.5	△	△
												7.5	2	○	△
												5	4	×	×
												6.5	4.5	×	×
												8.5	3	△	△
												9.5	0.5	○	○
												5	2.5	△	△
												6	3.5	△	×
												6	4.5	×	×

情、表現）。

評價用○、△、×記錄即可。不需過於煩惱，直觀記錄基本上就足矣。

③計數睡眠時間

以○、△、×記錄昨天的心情後，接著**以格數計數昨晚的睡眠時間。**

這份睡眠日誌是從深夜12點開始，第一天的就寢時刻可能早於深夜12點，遇到這樣的情況，先從深夜12點填塗睡眠時間帶，再於睡眠時間的

睡眠日誌2

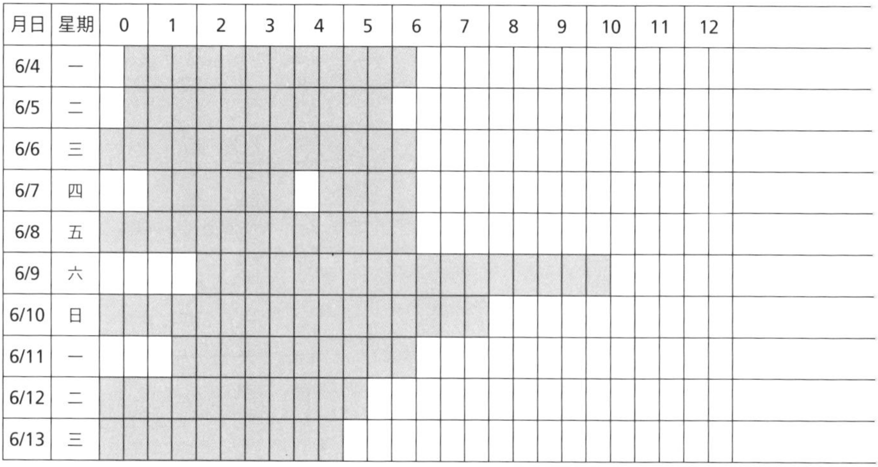

欄位記錄加上就寢時刻至深夜12點的睡眠時間。

④確認用餐、洗澡、排便的時間

記錄到步驟③已經很充分了，但我們可進一步改良睡眠日誌2的形式，加入用餐、洗澡、排便的時間。

有記錄用餐時間的話，能夠檢討用餐時間有沒有規律，或者自己有沒有在就寢前不規律進食的問題。

有記錄洗澡時間的話，能夠檢討洗澡有無妨礙到入睡情況。

便祕的情況另外討論，當排便的

時段差異極大，可能是生物節律紊亂，或者飲食習慣（就寢期間進食等）擾亂了排便的規律性。

⑤以7～10天為單位每天記錄

請以7～10天為單位，每天這樣進行記錄。透過連續記錄日誌，檢測自己的睡眠狀態與睡眠負債量，以及在心情上、表現上的變化。

記錄睡眠日誌時需要注意的地方

以上是睡眠日誌的記錄方式。

雖然應該沒有困難的地方才對，但多數日本人秉持完美主義，稍微覺得記錄有些不明確（只能記得大致的入眠時間、中途清醒時間），就容易半途而廢。**睡眠日**

誌的目的是掌握7～10天整體的睡眠狀態，不需要過於神經質，抱著大致記錄的心態即可。

然後，睡眠、心情、表現的記錄應該每天進行，什麼時候睡著等印象會隨著時間經過愈加模糊。**養成在早上醒來後記錄昨天狀態的習慣，才容易繼續堅持下去。**

藉由記錄過去10天的平均睡眠時間、睡眠模式以及心情、表現的狀態，了解睡著後中途清醒多久，能夠自行確認自己在什麼時候醒過來。

另外，對照睡眠日誌上的記錄，能夠認識自己在哪天白天心情低落、表現欠佳，以及之前的睡眠狀態。

然後，**記錄最初的2～3天睡眠日誌後，計數睡眠負債的累積量填入欄位。**能夠活得健康、腦筋清晰的睡眠時間，大多數人為7小時左右。總之，先設定7小時為適當的睡眠時間來計算睡眠負債量。

以睡眠日誌2為例子，第一天的睡眠時間為6小時，所以第一天的睡眠負債量為1小時；第二天的睡眠時間為5小時30分鐘（5．5小時），所以第二天的睡眠負債量為1小時＋1．5小時，累計2．5小時；第三天取得7．5小時的睡眠，還了0．5小時的睡眠負債，睡眠負債累積量為2．5小時－0．5小時，累計2小時。

對照睡眠日誌與身體狀況

當睡眠負債累積超過上限，白天的腦部機能就會出現障礙。

尤其是睡眠時間的問題，如工作日、上學日連續兩天以上睡眠低於5小時，或者一個禮拜的平均睡眠時間低於6小時且處於無法在白天小睡片刻的狀況等等，大多數人會出現下列症狀：

- 倦怠感、無力感、強烈嗜睡、打瞌睡
- 難以集中注意力
- 經常出現工作失誤
- 健忘、無法順利回想記憶
- 缺乏幹勁、心情低落
- 容易過度緊張、感到焦慮
- 發生肩頸僵硬、頭痛
- 容易一緊張就感到肚子痛，得到腸躁症候群（IBS）
- 一運動心搏數馬上升高，感到非常痛苦，難以繼續運動

睡眠負債累積多少才會超過上限因人而異，同一人也會依身體狀況、外部情況、年齡而有所不同。記錄睡眠日誌後，可發現這些不同的地方。

當感覺即將超過上限時，就把下個禮拜作為睡眠負債消除週，優先確保睡眠時

間，重新安排生活方式。

當覺得睡眠負債有所累積時，應該避免從事危險的作業，或者要對失誤風險攀升這件事有所警覺，督促自己集中注意力。

透過記錄睡眠日誌，能夠管理自己的身體狀況造成的風險。

夜晚就寢時間不固定，經常相差2個小時以上，假日總是比平常日多睡2個小時以上——這樣的情況不斷持續下去，身體容易陷入時差失調的狀態，平常日的白天容易感到強烈的睡意或者打瞌睡。藉由每天記錄睡眠日誌，能夠注意有無這些情況。

另外，以一定的基準記錄每天的工作進度、白天的表現情形，也可以注意到自身的表現有沒有受到前晚，或者近幾天的睡眠狀態所影響。

睡眠日誌是，用來注意睡眠對自己的身心狀態帶來的影響，以及將自身能力發揮最大程度，易於實踐且有效的手段。

來看看睡眠日誌的實例吧

那麼，這邊以具體的例子來看睡眠負債的累積過程吧。下面舉出的三人皆為引起睡眠負債的典型模式，請試著對照自己現在的睡眠模式來閱讀。

●睡眠時間不足的類型

下一頁介紹的睡眠日誌3，是商業人士因睡眠時間不足而累積睡眠負債的典型例子。這位人物的就寢時刻為深夜12點，而且必須在早上6～7點起床準備上班。

2月8號（一）取得6・5小時的睡眠，所以睡眠負債為0・5小時。

2月9號（二）取得4・5小時的睡眠，所以睡眠負債累計了3小時。

如此計數睡眠負債的累積時間，到了2月12號（五），睡眠負債總共累計了7・5小時。

■ 睡眠　S 睡眠時間　D 睡眠負債量　M 心情　P 表現

	13		14		15		16		17		18		19		20		21		22		23		S	D	M	P
																							6.5	0.5	○	○
																							4.5	3	△	△
																							6	4	△	△
																							5	6	×	△
																							5.5	7.5	×	×
																					■	■	8.5	消除	△	△
									■	■													12	消除？	○	×
															■	■							6	1	×	△
																							6	2	○	△
																	■						6	3	△	△

睡眠科學的研究指出，腦部的運作時間相當於睡眠負債的積蓄量＝過去累積的睡眠負債時間＋當天的清醒時間。

換句話說，這個睡眠日誌3的人，在2月12號（五）早上6點起床後就一直清醒，**到下午5點時共清醒了11小時，加上睡眠負債累積的7．5小時，腦部的狀態相當於連續運作18．5小時**（＝早上6點起床後中間沒有任何睡眠，直到深夜12點30分的腦部狀態）。腦部相當疲勞，在星期五下班時間之前，能否正常工作都成了問題。

睡眠日誌3

月日	星期	0	1	2	3	4	5	6	7	8	9	10	11	12
2/8	一	■■	■■	■■	■■	■■	■■	■■	□□	□□	□□	□□	□□	□□
2/9	二	□□	□■	■■	■■	■■	■■	■□	□□	□□	□□	□□	□□	□□
2/10	三	□■	■■	■■	■■	■■	■■	■■	□□	□□	□□	□□	□□	□□
2/11	四	□□	□■	■■	■■	■■	■■	■■	□□	□□	□□	□□	□□	□□
2/12	五	□■	■■	■■	■■	■■	■■	■□	□□	□□	□□	□□	□□	□□
2/13	六	□□	□□	■■	■■	■■	■■	■■	■■	■■	■■	■■	□□	□□
2/14	日	■■	■■	■■	■■	■■	■■	■■	■■	■■	■■	□□	□□	□□
2/15	一	■□	□□	■■	■■	■■	■■	■□	□□	□□	□□	□□	□□	□□
2/16	二	□□	■■	■■	■■	■■	■■	■■	□□	□□	□□	□□	□□	□□
2/17	三	□□	■■	■■	■■	■■	■■	■□	□□	□□	□□	□□	□□	□□

即便如此，他星期五晚上還是玩到很晚，深夜2點才就寢，隔天2月13號（六）早上11點起床。星期六晚上提早就寢，2月14號（日）早上10點起床。然而，明明睡得很充分才對，卻在下午5點不小心睡著1小時左右。

或許正因為如此，星期日深夜12點就寢卻覺得清醒，直到深夜2點才睡著；星期一晚上8點不小心睡著1小時左右；星期三晚上9點也不小心睡著30分鐘。

明明週末取得充分的睡眠，卻好

■ 睡眠　S 睡眠時間　D 睡眠負債量　M 心情　P 表現

	13	14	15	16	17	18	19	20	21	22	23	S	M	D	P
	■■	■■	■■									7	0	△	△
	■■											9.5	-2.5	△	△
												9	-4.5	○	△
	■■	■■										5	-2.5	×	×
	■■	■■		■□	■■							6	-1.5	△	×
												8.5	-3	△	△
	■□		■■	□■								5	-1	×	×
						■■						3.5	2.5	×	×
	■□		■■									11	-1.5	×	×
												9	-3.5	△	△

像沒有消除睡眠負債。這個現象就是前面提到的社交性時差。

●睡眠時間不規律的類型

睡眠日誌4是，輪班工作者的睡眠日誌。

乍看之下，這位人物沒有睡眠時間不足造成的睡眠負債，但值夜班當天會在中午睡眠、休息日則會在傍晚睡眠。

在6月21號（二）的夜晚睡眠，在深夜2點30分就寢、早上11點起

睡眠日誌4

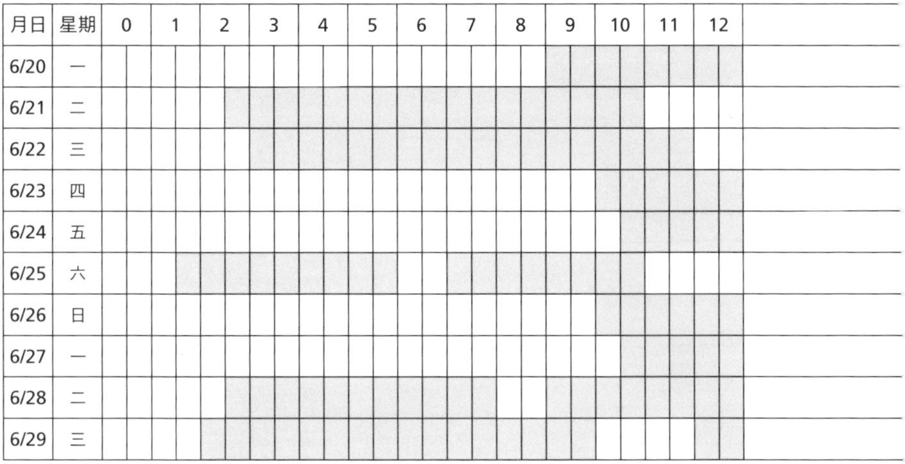

床，下午1點又午睡1小時。

6月22號（三）也為休息日，在深夜3點就寢、中午12點起床。因為值夜班習慣晚上醒著，結果在深夜12點以前睡不著。

6月23號（四）值夜班，雖然有在白天休息，但僅取得5小時的睡眠。

6月24號（五）也值夜班，雖然有在白天休息，但睡了4小時30分鐘就醒來，之後又再睡30分鐘醒來，接著又睡了1小時，沒有獲得優質的睡眠。

※12月7號（一）的睡眠時間，加上了未記載於圖表中12月6號（日）
從晚上10點到深夜12點的2個小時。

■ 睡眠　S 睡眠時間　D 睡眠負債量　M 心情　P 表現

13	14	15	16	17	18	19	20	21	22	23	S	D	M	P
									■■	■■	7	0	×	×
								□■	■■	■■	7	0	×	△
□■									□■	■■	7.5	-0.5	△	×
									■■	■■	6.5	0	×	×
								□■	■■	■□	6.5	0.5	△	×
	□■								■■	■■	8.5	-1	△	△
									□■	■■	7	-1	×	△
	■□								■■	■■	7	-1	△	×
								□■	■■	■■	6.5	-0.5	×	×
									□■	■■	7	-0.5	×	×

6月25號（六）為休息日，但夜晚的睡眠出現1小時的中途清醒；6月26號（日）和6月27號（一）值夜班，雖然有在白天休息，但都不能說是充分睡眠的狀態。

6月28號（二）和6月29號（三）的夜晚睡眠則出現了長時間的中途清醒與睡眠中斷。

睡眠時間帶不規律造成生物節律紊亂，使得睡眠品質變差，導致睡眠的持續力降低，因為中斷而無法獲得充分的睡眠。

睡眠日誌5

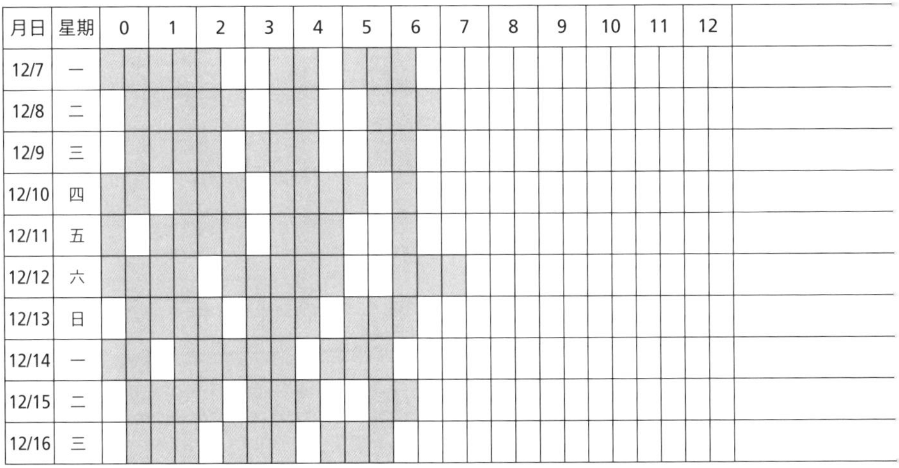

即便睡眠日誌看起來沒有睡眠時間不足造成的睡眠負債，實際卻以看不見的形式發生睡眠品質惡化，累積了睡眠負債。

中途清醒的類型

睡眠日誌5是，退休高齡者抱怨自己失眠的睡眠日誌。為什麼會失眠？由睡眠日誌來看就一目了然。

晚上10點左右就寢、早上6點30分左右起床，每天約有7～8小時的睡眠，**但半夜時醒來2、3次。**

每次中途清醒約30分鐘~1小時，這是高齡者常見的失眠情況。起來上廁所或者因睡眠不安穩而醒來，經常就這樣無法再度入眠。

這個例子也是，**雖然沒有睡眠時間不足累積睡眠負債，但睡眠品質變差造成睡眠未能發揮原本的功用，導致白天的清醒狀態不佳、身心感到不舒暢。**像這樣睡眠品質持續惡化，也是招致睡眠負債的原因。

引起睡眠負債的三個原因

引起睡眠負債的原因很多，如同前面舉出的三人例子，大致可分為下面三類：

①睡眠時間持續不足，又沒辦法及早消除負債，造成睡眠負債不斷累積。

②持續輪班工作、超夜型睡眠，生物節律紊亂且難以調整，長期睡眠品質低落，使

得睡眠原本的功能無法充分發揮，造成睡眠負債不斷累積。

③因失眠症、夜間頻尿、睡眠相關呼吸障礙等的睡眠障礙，導致睡眠品質不佳、睡眠不足，造成睡眠負債不斷累積。

如果自己符合上述其中一項，想要消除睡眠負債，就得改善生活習慣、治療睡眠障礙。

「睡眠時間不足造成的睡眠負債」的消除法

那麼，自己該如何改善睡眠呢？這邊就來看「睡眠時間不足造成的睡眠負債」的消除法吧。

後面會搭配睡眠日誌，以筆者實際指導生活改善的事例進行說明。

■睡眠　S 睡眠時間　D 睡眠負債量　M 心情　P 表現　／極為嗜睡的時段

13	14	15	16	17	18	19	20	21	22	23	S	D	M	P
											6	1	○	○
											4.5	3.5	△	△
											4.5	6	×	△
											5	8	×	△
											4.5	10.5	×	×
											7.5	10	×	×
											11	6	×	△
											5	8	×	△
											4.5	10.5	×	×

●睡眠改善指導前

本頁登場的睡眠日誌6，是33歲男性商業人士的睡眠日誌。因為睡眠負債的累積，心情、表現皆為最糟糕的狀態，日誌中也出現許多非常睏倦的時間帶（**這份日誌有記錄極為嗜睡的時段**）。他在假日都睡到中午，出現社交性時差的問題。

首先，筆者請這位人物將睡眠擺第一重新安排生活方式，**指導他盡可能稍微提早就寢時刻並且養成習慣（確保睡眠時間接近7小時），假日不可比工作日多睡超過2小時，嘗試**

睡眠日誌6

整體的平均睡眠時間：5.83小時／工作日的平均睡眠時間：4.86小時／假日的平均睡眠時間：9.25小時

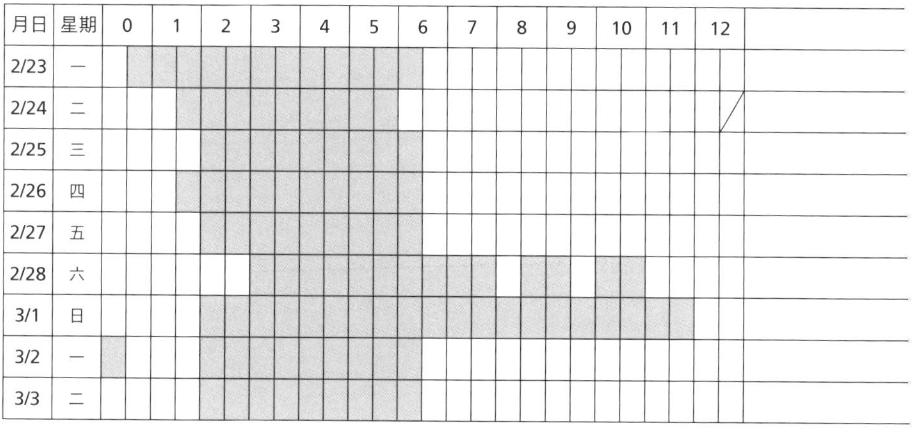

一個禮拜。

另外，就寢時刻接近深夜2點，是因為他在睡前會反省當天的作為，並安排隔天的預定工作。筆者表示：就寢前，尤其是在累積睡眠負債的狀態下，腦部的運作變得遲鈍，憂鬱的心情會使反省偏向負面，容易對一些小事鑽牛角尖。安排隔天的預定工作也是，在腦部運轉遲緩的狀態下，容易出現非建設性的內容。

睡眠能夠消除小失敗程度的失誤記憶，具有不積存精神壓力的效果。

■ 睡眠　S 睡眠時間　D 睡眠負債量　M 心情　P 表現　／極為嗜睡的時段

13	14	15	16	17	18	19	20	21	22	23	S	D	M	P
										■	6	1	△	○
											7	1	○	○
											6	2	○	○
										■	6	3	△	○
										■	7	3	○	○
											8.5	1.5	○	○
											8	0.5	○	○
										■	6	1.5	△	○
											7	1.5	○	○

筆者是想告訴他：**隔天早上再反省昨天的作為、安排當天的預定工作，記憶比較會留下應該記得的失敗，工作上也容易浮現有建設性的點子。**獲得諾貝爾獎的發明、發現，大多是起床時腦中浮現的點子。

●睡眠改善指導後

接著出現的睡眠日誌7，是將睡眠擺第一重新安排生活方式，嘗試改進後的結果。

工作日的睡眠時間在重新安排前為4．86小時，雖然改進後沒辦法到

睡眠日誌7

整體的平均睡眠時間：6.83小時／工作日的平均睡眠時間：6.43小時／假日的平均睡眠時間：8.25小時

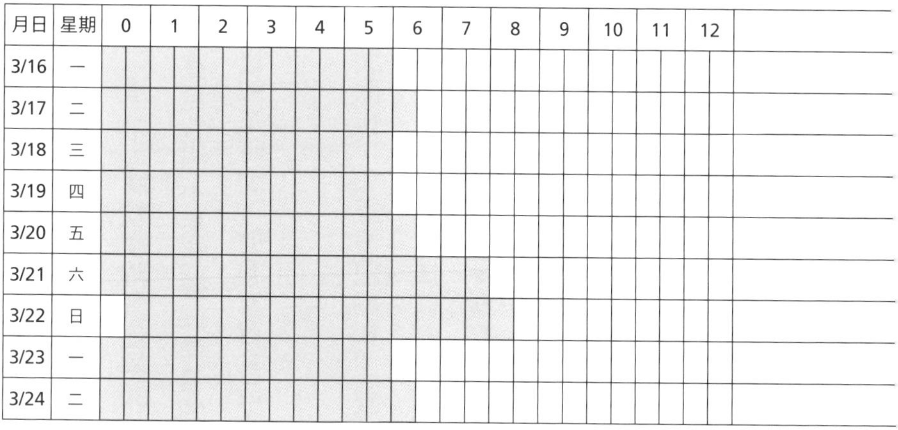

7小時，但也延長至6・43小時。

另外，在重新安排之前的假日睡眠時間為9・25小時，但改進後為8・25小時，與工作日差距縮短至2小時以內。

值得一提的是，日誌中的心情、表現欄位出現戲劇性的改善。

這個人的場合是極端累積睡眠負債且生物節律紊亂，雖然能夠比平常提早2小時就寢睡著，但一般身體開始分泌褪黑激素、抑制交感神經的時間，僅能在稍早於習慣的就寢時刻，所以就寢時刻最多只能提早30分鐘～1小時左右。

若有這樣的情形，不是暫時提早就寢來確保睡眠時間，而是如同前面「調查最佳睡眠時間的方法」，**將就寢時刻提早30分鐘左右並持續一個禮拜，下週再更提早30分鐘就寢，直到找出不累積睡眠負債的睡眠時長，對生活、工作不帶來任何障礙，雖然可能比較花時間，但非常容易成功。**

掌握睡眠履歷後，如果發現累積了睡眠負債，就將睡眠擺第一重新安排生活。

我們工作日、上學日的起床時刻大致固定。**在忙碌現實生活中，即便只是嘗試將就寢時刻提早30分鐘，也不失為有效可行的方法。運用這個方法調和自己的最佳睡眠時間與實際的睡眠時間，就能夠消除睡眠不足造成的睡眠負債。**

成人的建議睡眠7～9小時，這是流行病學從多數樣本推導出來的睡眠時長。然而，這未必是自己能夠過著快樂充實生活的最佳睡眠時間，切勿擅自認定睡眠時間為7小時、8小時。

需要使用搭載睡眠感測器的裝置嗎？

可簡單記錄睡眠履歷的穿戴式睡眠裝置，最近已有幾家企業推出販售。這是能夠連續自動量測身體活動，判別睡眠與清醒的機械。

將內建加速度感測器（量測物體速度變化率的裝置）的機械，穿戴於非慣用手連續測量活動量，進行為期數週偵測睡眠與清醒的方法（Actigraphy：活動記錄），早已運用於睡眠的研究與臨床上。

研究指出，用於臨床上的數項機械，與以腦波、眼球運動、肌肉電位判別睡眠狀態的多項睡眠生理檢查（polysomnography：用於診斷睡眠障礙的診斷）的結果相近，其精準度相當高。

另一方面，最近網路電商、家電量販店銷售的穿戴裝置，大多也是應用類似的原理來測定活動記錄。

iPhone與安卓智慧型手機皆有內建加速度感測器，商城中有許多可免費、收費下載，置於枕邊偵測睡眠與清醒的APP。

相較於量測腦波的多項睡眠生理檢查，雖然精準度低落不少，但不需在肌膚上黏貼電極，使用上較為不麻煩，具有能夠長期連續記錄睡眠的優點。推薦給懶得每天記錄睡眠日誌的人。

另外，市面上也有販售置於床墊、被褥下，將量測的身體活動、心搏數與呼吸數記錄成睡眠履歷的薄片型感測器。這也有助於記錄睡眠日誌吧。

這些穿戴裝置、智慧型手機APP，也會記錄自己經常沒有印象的夜晚中途清醒，對想要了解睡眠品質的人，應該相當方便才對。

不過，**大多數的一般家庭用製品，是偵測翻身等身體動作來判斷睡眠、清醒，容易欠缺正確性。**有些機械、APP會將身體沒有動作的時期記錄為深度睡眠，但深度睡眠的判斷不能光以身體動作來判斷，建議不要過於盲信。

Step.4 整頓生物節律

為什麼你的生物節律會亂掉？

在前面的Step.3中，說明了「睡眠時間不足造成的睡眠負債」的消除法。在Step.4，將解說「因生物節律紊亂而睡眠品質低下造成的睡眠負債」的消除法。

不過，在此之前，這邊先來複習一下為什麼生物節律會亂掉吧。

人類原本就是晚上睡覺、白天起床活動的晝行性動物。因此，體溫會呈現白天升高、晚上降低的規律。這樣的規律稱為生物節律。

人類具有體溫低容易入睡、體溫高不易睡著的特性。安穩睡眠的荷爾蒙褪黑激素也是如此，當身體處於較暗的環境，會在習慣的就寢時刻前1～2小時開始分泌，誘發睡意產生。

這個褪黑激素也是受到生物節律強烈控制的荷爾蒙。當人睡眠時間不足，會在白天、天黑不久不小心睡著，使得生物節律的起落變差，造成夜晚難以入眠、睡得不安穩。另外，長期不規律的睡眠習慣，易使生物節律紊亂無秩序。

「生物節律紊亂伴隨而來的睡眠負債」的消除法

「生物節律紊亂引起睡眠品質低下造成的睡眠負債」該怎麼消除才好呢？為此，這邊來討論能夠「強化、正常化生物節律」的「光」與「規律性」。

想要強化、正常化生物節律，早上起床後的陽光最有效果。即便只是待在窗邊也有效，在早餐的同時邊沐浴30分鐘左右的陽光吧。

然後，下午沐浴1小時以上的陽光，促進夜晚褪黑激素的分泌。褪黑激素是由腦部松果腺分泌的荷爾蒙，又被稱為睡眠荷爾蒙。

另外，**為了防止早上打瞌睡或者不小心睡著，養成規律的睡眠習慣與提早就寢，確保充分的睡眠（一般為7小時左右）也很重要。**這個規律的睡眠習慣，也有助於強化、正常化生物節律的規律性，而且能夠提升睡眠的品質，讓自己睡得香甜。

從自己能夠做到的開始，維持每週3天的程度，就能強化生物節律，向熟睡邁出下一步。

事先補眠沒有效果！利用假日順利消除睡眠負債的方法

假日睡到很晚會擾亂生物節律。在有上班族、學生的家庭，如何在假日的睡眠下工夫也相當重要。

在工作日、上學日期間睡眠不足時，需要靠假日來消除睡眠負債。假日睡到早上10點，邊吃早餐邊沐浴陽光，就不會擾亂生物節律，但這邊有更好的方法。

①假日前晚比平常早1小時就寢，隔天比平常晚1小時起床。

②如果還是累積睡眠負債的話，不要睡回籠覺，在下午12點～3點之間午睡1～2小時。

實行方法①後，共能消除2小時左右的睡眠負債，且不會擾亂身體的節律。如果還是感到嗜睡的話，可搭配方法②來消除睡眠負債。

關於睡午覺的疑慮，研究顯示，一般到晚上主要睡眠之前清醒8小時以上，就幾乎不會影響夜晚的睡眠。

為了不睡午覺、事先補眠，選擇白天睡到很晚，反而會造成晚上難以入睡，產生反效果。

「吃這個可以睡得很好」是騙人的

我們常可聽到光與身體節律的關係，但討論飲食跟身體節律關係的科學研究就比較少了。

然而，吃什麼能夠幫助睡眠等等，在電視節目、雜誌等的相關內容中，常會提到飲食與睡眠之間的關係。

我想許多讀者都感到有興趣吧，所以這邊就針對飲食與睡眠的關係，稍微進一步說明吧。

經過科學證實具有睡眠改善作用的單一營養素，目前有胺基酸中的色胺酸（tryptophan）、甘胺酸（glycine）、茶胺酸（theanine），其他還有褪黑激素等物質。

然而，要明顯出現睡眠改善作用的劑量，色胺酸、甘胺酸需要3公克以上；茶胺酸需要200毫克左右；褪黑激素需要30毫克左右，**都得一次攝取多量未合成蛋白質的胺基酸（游離胺基酸），才會顯現效果。**

- 乳製品富含色胺酸，但想要一次攝取到3公克的游離色胺酸，需要灌下半個圓桶量的濃郁牛奶。喝下這麼多的牛奶，肚子肯定腹瀉不止。
- 茶葉含有相當多的茶胺酸，但同時也含有許多強烈提神的咖啡因。想要靠喝綠茶、紅茶來攝取色胺酸，反而會因咖啡因的效果而睡不著。
- 高麗菜、萵苣含有許多褪黑激素，但想要攝取30毫克，需要一次吃進70公斤的量，相當於450顆以上，毫無可行性可言。

另外，多數安眠藥是藉由增強腦內的γ－胺基丁酸（GABA）作用，促進睡眠的生理現象，但直接服用γ－胺基丁酸，也幾乎不會抵達腦內發揮效用（但會作用於末梢，降低體溫）。

生物節律與飲食的密切關係

那麼，飲食跟睡眠沒有關係？也不盡然是如此。

如同Chapter.1所述，睡眠是動物在演化過程中獲得的生命現象，用以迴避無法取得食物、獲得充分能量的環境狀態。

另外，由這個關係可知，睡眠是生命的基本現象，受到生物節律的強烈支配。生物節律本身也是為了有效率地獲取能量而產生的生命現象。

存在於肝臟、小腸等內臟控制代謝節律的生理時鐘，用餐時間跟該節律的調整也有密切的關係。當控制代謝節律的生理時鐘紊亂，身體就容易變胖，睡眠品質也會變差。

促進食慾的荷爾蒙飢餓素，即便在絕食的狀態下，也會對應習慣的用餐時間增減，出現日間變動。分解醣類轉為能量的胰島素，其活性也是在早上的時間帶達到高峰。**正在克制甜食的朋友，在早餐時稍微吃一點甜食，也不用擔心胖起來。**

睡眠與食慾也會出現季節性的變動。體重從春天開始減少，初秋轉為增加，到冬天時增加到最多。這是受到年週期的生物節律所影響。「秋高馬肥」這句諺語，從科學的角度來看是正確的。

睡眠也會出現夏天變短、冬天變長的季節性變動。睡眠、體重的季節性變動幅度較大的群體，約有13％是日本人，其中又以女性居多。

防止睡眠負債的最強飲食法

關於早餐與睡眠的關係，這邊有一項很有意思的研究。

研究指出，**除了習慣性攝取含有色胺酸的食材之外，同時食用含有維生素B6的食材（納豆等大豆製品富含色胺酸、維生素B6，可說是一舉兩得），再加上白天確實沐浴陽光的話，能夠促進孩童、大學生轉為晨型人，改善睡眠品質。**

色胺酸也是合成睡眠荷爾蒙褪黑激素的原料物質。如同上一小節所述，想直接從食材攝取褪黑激素過於不切實際，但攝取色胺酸、維生素B6，搭配早上沐浴陽光，能夠幫助合成褪黑激素並促進在夜晚分泌，預期可改善睡眠品質。

另外，**這邊有更有效的飲食改善睡眠方法：大致固定每天早餐與晚餐的用餐時間。**

此方法能夠適當調整存在於小腸、肝臟控制代謝節律的生理時鐘，強化代謝節律的起落變化。同時，代謝節律也會影響能量的代謝，進而強化體溫節律的波動變化。

體溫節律與睡眠品質有著密切的關係。節律起落明顯的人，深度睡眠比較多，

也睡得較為安穩。養成規律食用早餐、晚餐的習慣，才是比任何食材更有效改善睡眠、防止睡眠負債的最強方法。

另外，在晚餐攝取大量油脂會擾亂代謝節律，建議盡量避免。尤其是在睡前享用高脂質的拉麵等，是相當危險的行為。儘管在睡前吃真的很美味，但請各位一定要克制。

午餐是從江戶時代就流傳固定下來的用餐習慣，對睡眠、生物節律沒有太大的影響，午餐適合用來攝取人體必要的脂質。

Step.5 改善入睡情況

干擾入睡的三個壞習慣

雖然不至於像睡得不安穩的高齡者、有睡眠障礙的人，落得「能夠睡著就很好了」的地步，但大多數人只要改善入睡情況，就能提升睡著後的安穩性。

相反地，入睡情況變差，原本就已經不足的睡眠時間變得更短，只會徒增睡眠負債而已。

對入睡有著明顯影響的交感神經活動，會在習慣的就寢時刻的約30分鐘前準備進入休息模式。誘發睡意的荷爾蒙褪黑激素，也會在習慣的就寢時刻的1～2小時前就開始分泌。

因此，如下述的行動、習慣會干擾入睡。

①很晚才吃晚餐

當胃部有食物進入，開始促進消化反應後，身體會朝清醒的方向運作，變得不容易進入睡眠模式。消化晚餐程度的食物分量，需要約3小時左右。

②睡前使用智慧型手機、電腦、平板

當照到150勒克司（參考：一般住宅的照度為150～250勒克司）以上的光，褪黑激素的分泌會受到抑制。這稱為褪黑激素的光抑制效果。褪黑激素分泌抑制力最強的光，波長落在460奈米（藍綠色光）附近。最近被認為會干擾入睡的智慧型手機、電腦、平板的藍光，就是在此波長附近的光。

③晚上很晚搭乘滿人電車、駕駛汽車、從事運動

在交感神經興奮下，腦部會減少分泌褪黑激素。搭乘滿人電車回家、開車回家、快步回家，這些行為都會興奮交感神經。

盡可能避免上述三項行動習慣，在就寢時刻前3小時回到家用餐，慢慢洗完澡後，就寢前30分鐘調暗光線，讓身心放鬆，做好從清醒模式轉為睡眠模式的準備。

幫助入眠的九個做法

相反地，這邊來介紹幫助入睡的行動習慣吧。重點總共有九個，讀者不妨從能夠做到的開始嘗試。

①切換成暖色系、較暗的照明

過於明亮的室內照明，不但會使腦部與交感神經興奮，也會讓抑制清醒的褪黑激素減少分泌。**躺上床鋪前30分鐘左右，將照明切換成暖色系、50勒克司左右的較暗照明（參考：昏暗平靜的酒吧環境）吧。**

②使用具有鎮靜作用、自己喜愛的香氣

具有鎮靜作用可消除入眠困難的香氣，常見的有薰衣草、洋甘菊、甜橙、天竺葵、檀香木（白檀）、森林香氛等等。研究指出，以單一香氛成分（數十種構成香味的成分之一）促進入睡、安穩睡眠的香氣，有雪松醇（cedrol：雪松油中的成分）、胡椒醛（heliotropine：香草豆等精油中的成分）。

討厭的氣味、惡臭、食物的臭味等多會妨礙入睡，需要小心留意。換句話說，**即便是具有鎮靜作用的氣味，如果那是自己不喜歡的味道，也有可能妨礙入睡。**

③浸泡較溫的熱水澡

如果時間上有餘裕的話，可以在躺上床鋪前30分鐘左右，浸泡較溫的熱水澡暖和身體，也有助於放鬆身心。研究指出，**浸泡較溫（約40℃）的熱水澡可緩和交感神經的興奮，促進入浴後的深部體溫降低，能夠幫助入睡。**

相反地，**浸泡較燙（42℃以上）的熱水澡升高體溫，需等到深部體溫降至一定溫度以下，才有辦法順利入睡。**想泡較燙的熱水澡時，建議在就寢前1小時之前泡澡。

浸泡較溫熱水澡的效果，在寒冷時期尤為明顯。手腳容易冰冷的人，會因寒冷的環境使末梢動脈收縮，使得深部體溫難以降低。而且，冰冷的感覺也會刺激腦部清醒，讓人難以入睡。

另外，**冬天可用烘被機事先暖和寢具內，**以增加皮膚表面的血流量，讓熱從皮膚發散出去，使深部體溫容易降低。事先在寢室開啟暖氣，也具有同樣的效果。

有些人會選擇使用電熱毛毯、發熱毯，設定計時器在睡著的時後自動關掉。如果睡眠期間繼續開著電熱毛毯、發熱毯，身體會承受熱負荷，造成深部體溫、心搏數無法降低，皮膚也容易乾燥。這會導致睡眠品質低下，累積睡眠負債，需要小心注意。

④躺上床鋪前先去上廁所

躺上床鋪之前（20分鐘以內）先去洗手間排解，這能夠**減少尿意妨礙入睡、夜間少一次中途清醒上廁所。**

⑤在預定就寢時刻前感到睡意，馬上躺進被窩裡

在預定就寢時刻的30分鐘前，即便還不到預定的時間，感到睡意就要馬上躺入被窩裡睡覺。睡意的波動受到生物節律所影響，出現2小時左右的週期變動。一旦睡意退去，可能會有一段時間睡不著，這會是無法入睡的原因之一。

⑥不碰智慧型手機、電腦、平板等電子產品

如同上一小節所述，智慧型手機、電腦、平板等的藍光，會強烈抑制褪黑激素的分泌，所以建議就寢前30分鐘不要使用。在夜晚昏暗的環境，瞳孔處於放大狀態，會增加到達視網膜的光量。在漆黑的棉被裡操作智慧型手機，褪黑激素的分泌當然會受到抑制而睡不著。

另外，**使用電子產品中的網路軟體（Youtube等），容易集中注意力，興奮清醒系統、交感神經，這也會造成自己睡不著。**最近，研究認為，比起藍光抑制褪黑激素分泌而妨礙入睡，興奮清醒系統、交感神經才是比較嚴重的問題。

⑦避免睡前喝酒、抽菸

睡前喝酒、抽菸可能會讓自己睡不著，需要小心注意。

少量的酒精具有興奮作用；尼古丁具有輕微的清醒作用。

而**大量的酒精攝取會減少深度睡眠、快速動眼睡眠，增加中途清醒的次數，擾**

亂夜晚的睡眠。除此之外，還會妨礙睡眠中心搏數、血壓的降低，使交感神經無法休息，造成睡眠負債的累積。

需要飲酒的話，建議在就寢前的3小時以上吃晚餐時享受。美酒是用來享受而喝的嗜好品。大量飲酒當晚會睡得不好，建議及早清償身體累積的睡眠負債。

⑧加入輕微伸展、呼吸法、肌肉放鬆法

肌肉緊繃無法入睡時，輕微伸展、調整呼吸等方法相當有效。**藉由紓解肌肉的緊繃、用腹部緩慢呼吸，可緩和神經緊張，達到身心放鬆的效果。**

另外，用於精神障礙的認知行為療法等的**肌肉放鬆法（肌肉用力維持緊繃10秒左右、再迅速放鬆20秒左右，不斷反覆這個感覺的做法）也具有同樣的效果。**但是，最多不要超過5分鐘，切記過猶不及。

⑨睡不著時，離開床鋪轉換心情

躺上床鋪睡不著時，不要勉強自己入睡，不妨暫且離開床鋪轉換心情。**勉強自己睡覺，只會讓心理更加緊張，反而妨礙自己入睡。**聽些平靜的音樂、翻閱曾經讀過的書籍等等，做些轉移注意力的事情，當重新感受到睡意時，再躺上床鋪就能睡著。

Step.6 整頓睡眠環境

最佳睡眠環境的溫度、濕度

寢室的溫度會因寢具、睡衣而改變，這邊請以使用適合四季的寢具、睡衣為前提來閱讀。

在日本，以前的春天是最容易入睡的氣溫與濕度。然而，在執筆本書的2018年3月下旬時，關東以西的最高氣溫超過25℃，現在的春天未必是最容易入睡的氣溫與濕度。

一般來說，最適合睡眠的溫度為20～23℃、濕度為50～60％。

不過，20幾歲和70幾歲、男性和女性感到舒適的溫度會有所不同。高齡者的體感溫度感受性會比年輕人來得遲鈍。就性別上來看，男性有比女性更喜歡溫暖的溫度的傾向。

另外，冬天和夏天的容易入睡溫度與濕度也不一樣。這是身體接觸到戶外的空氣，體感溫度適應了外界環境的緣故。**冬天的適切溫度為16～20℃、濕度為50％以上；夏天適切溫度為25～28℃、濕度為70％以下。**

●冬天寢室的注意點

冬天寢室的濕度保持50％以上，可抑制病毒的增殖，且讓環境不會過於乾燥，能夠預防鼻黏膜發炎，防止改用嘴巴呼吸。用嘴巴呼吸會增加呼吸道的阻力，使人難以入睡。另外，這對預防感冒也相當有效。

在溫度10℃以下的冬天寢室，深夜起來上廁所時也需要注意。略高於30℃的寢

具內與室內溫度相差20℃以上，從床被、床鋪起來時，會引發姿勢性的血壓升高，再加上寒冷熱休克（heatshock），血壓會急劇上升。尤其是有心臟問題的人、血壓偏高的人需要小心注意。

早上不怎麼想從被窩出來，寢室寒冷是其中一個原因。若是睡眠時間不足，更會不想離開被窩。建議設定空調等在起床前開啟，事先溫暖寢室就能迴避這樣的狀況。

夏天寢室的注意點

在夏天，溫度與濕度都會對睡眠造成很大的影響。濕度過高會妨礙汗水氣化，使深度體溫難以下降。

睡眠中翻身的情況，夏天的次數會比冬天還要多。寢具內的氣候（鋪於下方的床墊和蓋在身上的床被之間，亦即寢具之間的溫濕度）過熱、過悶，都會讓身體感到不舒適，為了改變環境，身體會無意識地翻身。身體動作變多使得睡眠遭到中斷、淺眠的情況增加，造成睡眠品質惡化，起床時難有爽快感，只會累積睡眠負債

而已。

夏天令人不舒適的寢具內氣候，大多是寢室的溫濕度不適當的緣故。這是睡著後發生的問題，難以靠自己來應對，建議可在就寢前打開空調設定適當的溫濕度，盡量避免寢具內氣候變糟。

日本炎熱的夏天，是容易增加身體熱負荷、感到疲勞的季節。**在夏天即將結束時中暑搞壞身體、在夏天即將結束時交通事故達到高峰、在夏天即將結束時經常收到老人的死亡通知……這些全是累積睡眠負債的結果。**如果在夏天睡得好，沒有累積睡眠負債的話，這些問題的發生風險就會大幅降低吧。

實驗指出，在溫度29℃以上的寢室環境，或者溫度26℃、濕度70%以上的寢室環境，淺度睡眠、中途清醒會增加；深度睡眠、快速動眼睡眠會減少。根據日本消防廳的報告，2017年7月全國因熱中暑緊急送醫的人數為2萬6702人，比前年7月增加8031人。**在夜間睡眠發生中暑症狀，身體無法動作造成死亡事故的危險性增加，如果前晚沒有睡好的話，隔天體溫、流汗的調節會出現異常，使得**

熱中暑的罹患風險提升。

最近，隨著空調的節能技術進步，已經大幅減少了冷氣的用電量。相較於頻繁切換ON與OFF，一直開著的用電量反而比較少。另外，目前已有智慧型手機APP具備控制空調的機能，能夠偵測睡眠中的身體動作，調整寢室的溫度與濕度變化。

有些人可能會擔心冷氣會吹壞身子，但夏天正是要善用空調讓自己睡得舒適的季節。

寢室的噪音對策

一般的噪音是卡車等從外面傳來的交通雜音等，這些突發性聲響會妨礙睡眠。年輕人容易適應，但中高年人或者抱有睡眠問題的人會沒有辦法適應，睡眠容易受到妨礙。

朝向外面的牆壁使用防音性高的材料，窗戶裝設雙重窗或者玻璃窗等隔音性佳的設備，就能減少大部分的外部噪音。即便只是掛上兩層窗簾，也有不錯的效果。

另外，最近蔚為話題的是，低頻噪音造成的失眠。一般的雙重窗難以阻絕低頻噪音，目前能夠採取的對策，就只有在窗戶掛上可吸收低頻噪音的防音窗簾。

除了低頻噪音之外，風力發電機扇葉（blade）產生的低頻振動，可能也會引起失眠。除了移除振動的根源之外，目前沒有其他辦法。日本政府又每年不斷增設風力發電機，這將會是很難解決的問題吧。

再來，**家中突發性聲響引起的噪音也不容小覷**。沖馬桶的流水聲有80分貝、玄關門鈴有80分貝、電話鈴聲有60分貝、牆壁開關的切換聲有50分貝，家中的噪音其實也相當響亮。除此之外，強力吸塵器的馬達聲有70分貝、洗衣機的運轉聲有70分貝，噪音無處不有。

這邊**將房門換成拉門來減少縫隙，或者在房門前掛上門簾，也可明顯減低來自家中的噪音**（相較於上下需留許多空間才能開關的推門，上下需留空間較少的拉門能夠大幅減少噪音的入侵）。

寢室的設計與照明選擇

睡眠中，腦部的運轉低下，無法注意外部的情況。理所當然，身體處於無防備的狀態，在無法感到安心的環境，腦部會進入警覺模式，沒有辦法熟睡。

因此，寢室的布置需要能讓自己本能地感到安全、安心。

●寢室的設計

許多人睡覺時，會將被褥鋪於百張榻榻米大小房間的正中央，或者將被褥移動到牆壁邊，這樣的空間能夠讓人感到安全、安心。防止傢俱倒落的措施，應先從寢室開始做起。

壁紙、窗簾應該選擇讓人感到被保護、讓內心平靜的顏色與設計。被褥套、床單也應該選擇清潔、令人平靜的色調、親膚性佳的材質，提高自身的安心感。

每個人的喜好各有不同，待在色調與設計讓自己感到厭惡、不安的寢室，不小心陷入失眠的話，可能會從此沒辦法在這間寢室入睡，建議應該避免。

●寢室的照明

市面上已有販售可轉換暖色燈與含藍光的白色燈，透過程式時間設定色溫度、照度的天花板燈。藉由事前設定好切換的時刻，一到晚上就會自動轉為較暗的照明，在接近早上起床的時刻會如同太陽升起慢慢轉亮，到了鬧鐘響鈴的時刻會完全轉為含有藍光的白色燈。

然後，這樣控制燈亮的智慧型手機APP，應該快要開發出來了吧：在就寢前

2小時開啟150勒克司以下（參考：一般住宅的亮度）的照明，在30分鐘前轉為50勒克司左右（參考：昏暗酒吧的亮度），躺上床後降到10勒克司（參考：小夜燈正下方的亮度），床頭枕邊智慧型手機的體動感測器判定入睡後轉為3勒克司以下（參考：月光的亮度），在起床前10分鐘開啟含有藍光的白光燈，逐漸調高亮度，當感測器判定清醒時提升至1000勒克司（參考：晴天時北邊窗戶的亮度）——相信不久的將來，智慧型手機APP能像這樣配合各時段的睡眠狀況自動調整，得到更加細緻的照明環境吧。

獲得極致睡眠的寢具、睡衣

在討論選擇寢具時，我常被問到：鋪在地板的被褥與高於地板的床鋪哪種比較理想。當然，這每個人有不同的喜好，但就環境的觀點來看，**相較於睡在被褥，床**

鋪通常更能營造理想的寢室。

這是因為被褥跟地板的距離過近。灰塵容易飛舞於離地面高30公分以下的空間，睡眠時會不知不覺從口鼻吸進去。

再加上，腿腰肌力不足等老年人比較容易從床鋪上起來，就這點來說，理想的寢室也比較推薦床鋪。

此外，在四季溫濕度變化劇烈的日本，適當的寢具、睡衣也會因季節而異。接著，我們就分別來看需要特別注意的冬天、夏天吧。

●冬天寢具、睡衣的選擇——床被

冬天的寢具、睡衣需有睡眠中禦寒的功能。床被建議選擇輕盈、保溫性佳、透濕性佳的產品。

沉重的床被通常比較厚實，會因為翻身等動作產生縫隙，冷空氣容易侵入，讓好不容易暖和起來的寢具內溫度降低。另外，睡眠中肌肉的緊繃程度低下，在厚重的床被裡不好翻身，反而會讓睡眠品質變差。

身體承壓著重物，也會妨礙到睡眠的功能之一——降低血壓。床被建議選擇輕盈且能覆蓋全身的產品。

●冬天寢具、睡衣的選擇——墊褥、被套

寢具內部的保溫性會因墊褥有很大的差別。不論是墊褥還是床墊，冬天應該選擇隔熱性高的產品。

不過，建議避免羊毛等吸濕性低、隔熱性高的床單或者被套。不適當的寢具內氣候會讓人睡得不好。**使用吸濕性低、隔熱性過高的床單或者被套，寢具內氣候會變得宛若夏天般高溫潮濕，容易讓人睡到一半醒過來。**

在NHK《朝一》的節目中，有位主婦抱怨自己夜晚常睡著後又醒來，卻不曉得原因，實際量測她的寢具內氣候，發現寢具內的溫度超過35℃、濕度將近80％。這是

使用吸濕性差、隔熱性過高的床單、被套，才會造成寢具內變成高溫潮濕的狀態。

冬天的寢具內氣候過冷或過熱都會讓人睡得不好。**墊褥建議避免過軟、使腰部下沉的產品，應選擇有足夠空間翻身且彈性適中，能夠支撐身體的低反彈產品。**

●夏天寢具、睡衣的選擇——床單、床墊、冷凝墊

在夏天，底下通風的床鋪會比被褥涼爽，能夠睡得舒適。

夏天容易流汗，汗水會流到寢具下方。**床單、床墊建議選擇吸濕性與放濕性佳的素材。床單、床墊使用亞麻等透氣性佳的產品，使寢具內的濕度不易上升，讓人容易入睡。**

因寢室沒有空間擺放床鋪而選擇被褥的人，可於下方鋪設竹蓆、草蓆，讓濕度稍微從被褥下方排出，這樣會稍微比較容易入睡。

過去夏天曾經流行過冷凝墊，但放進冰箱冷卻，效果也只能持續1～2小時。

然而，夏天的白天寢室內溫度常會超過30℃，**在下方鋪設冷凝墊，結果只會像是睡**

在熱水袋上。

若僅是冷卻頭部或者腳部的冷凝墊，自己會在效果消失後，無意識地挪掉冷凝墊，適合用來幫助入睡。置入冷凍庫結凍的保冷劑，注意不要直接接觸肌膚，建議以毛巾包覆後再使用。

為什麼夏天還是建議穿著睡衣？

在冬天，睡衣是身體保溫的最後堡壘，建議選擇胸腰部分寬鬆且保溫性、吸濕性佳的產品，又因冬天容易肌膚乾燥，建議選擇親膚性的材質。

許多人會把運動衫的上衣褲子充當睡衣，但這不但會束縛身體且化學纖維質料的吸濕性差，衣服內容易變得悶熱。

另外，最近也有人穿著羊毛的衣褲睡覺，手腳容易冰冷的人多會這麼做。**羊毛**

衣褲的吸濕性、放濕性皆差，在睡覺的時候，衣服內部變得如夏天般悶熱，容易讓自己中途醒來。即便是冬天的睡眠，身體也會流出150毫升以上的汗水釋放體熱，使得衣服內變得濕熱。所以說，睡衣應該要選用能夠帶來優質睡眠的衣服。

另外，有些人在夏天會因炎熱而不穿睡衣睡覺。夏天流汗量多，年輕人可以流出300~500毫升的汗水。汗水含有許多皮脂，不穿睡衣睡覺的人，最少每隔幾天就要清洗床單、毛巾毯、床被套，不然自己會睡在髒污之中。

再深入討論的話，**睡衣纖維的表面積比皮膚表面來得大，穿著睡衣睡覺可增加汗水氣化的表面積，比起裸睡更能降低深部體溫。**如同放入冰箱降溫的涼感睡衣等，市面上也有販售多種獲得科學證實的產品。

夏天、冬天更換不同的枕頭

枕頭也會對入睡、睡眠感帶來巨大的影響。這邊來看選擇時需要注意的地方吧。

枕頭的高度

有些人因為枕頭的高度不合，增加頸椎、腰部的負擔，造成肩頸僵硬、腰部疼痛，我們需要慎選適合自己的高度。**基本上，先仰躺試睡，選擇能夠配合頭到脖頸彎曲度的產品。**

另外需要注意的是，與清醒時不同，睡眠時肌肉的緊繃程度低下，清醒時與睡眠時的姿勢會不一樣，以及自家墊褥的身體下沉程度，跟在販售店試睡時會有所不同。

最後需要在自家墊褥試睡來進行調整，購買稍微低矮的枕頭，之後再用毛巾等置於枕頭下，調整到最適合的高度。想要找到自己的最佳高度，需要花費數天至一個禮拜左右的時間。

側睡入眠的人需要兩邊稍高的枕頭，建議選擇橫躺時肩膀不會承受不必要的負擔，枕邊高度能讓頭頸能夠伸直的產品。最近，有些飯店也注意到枕頭的重要性，導入自家開發的枕頭，或者提供選擇枕頭的服務。

●枕頭是應時的寢具

枕頭會依季節需要不同的功能。若未使用空調讓夏冬的寢室保持一定的溫度條件，那麼夏天、冬天就得更換枕頭來睡。

冬天的枕頭需要肩頸保溫的功能，建議選擇尺寸較大，且頭靠部分使用羽絨等保溫性能高的材質。

在夏天，後頭部會大量流汗，形成頭涼腳熱的情況，如果無法降低頭部的深部溫度，夜晚會難以入睡，也睡得不安穩。

夏天的枕頭需要從頭部吸汗、冷卻頭部的功能，建議選擇尺寸較小，且使用吸濕性與放濕性良好、透氣性佳的產品，又因夏天易生塵蟎，還必須是可清洗的材質。

●應該避免的枕頭材質

古時夏天枕頭是以蕎麥殼製成。蕎麥殼枕頭的吸放濕性、通氣性皆佳，但現今許多人易得異位性皮膚炎，已經不能說是適當的材質了。

成人頭部的重量約是體重的10％，60公斤的人的頭部重6公斤。枕頭每晚必須承受這個重量6小時以上，一晚翻身移動頭部的次數多達十次至數十次，蕎麥殼容易被壓壞成粉末。

口鼻就位於枕頭旁邊，睡眠中每分鐘呼吸10～20次。對蕎麥過敏的人來說，蕎麥殼枕頭是禁忌。另外，蕎麥殼也容易增生塵蟎，引發或者惡化過敏症狀。

除了蕎麥殼之外，還有其他有問題的材質。以前，為了冷卻頭部，古人曾經將陶瓷做成枕頭，但常在翻身時痛到醒來，後來就沒有人使用了。

其他還有**記憶泡棉（urethane）等低反彈素材有比熱高的問題。置於悶熱的寢室、壁櫥，準備睡覺時也會因頭部溫熱不容易睡著；冬天則會因太冷而變硬，也睡得不舒服。**記憶泡棉只能算是適合春秋的材質吧。另外，記憶泡棉一開始會適當地凹陷，讓人覺得舒適，但用久了材質容易塌陷，造成高度不合的問題，壽命僅有數年而已。

枕頭的材質需要具有適度的彈力性，以及能夠頂住體重10％的頭部重量，維持數年之久的支撐性能。

Specialedition.1 輪班工作者的睡眠負債消除法

盡可能保持生物節律的規律性

從事需值夜班的輪班工作，其生物節律與睡眠的關係，跟海外旅行的時差失調有類似的地方，但並非完全一模一樣。

時差失調是，生物節律為了適應旅行地與平常不同的明暗環境而發生的生理現象。自律神經的日變節律需約一個禮拜，才能適應旅行地的晝夜變化。

而輪班工作的場合，原則上不需要適應外部環境。輪班工作者跟日班工作者是在相同環境的光週期下生活，大多會在休息日的白天處理事情吧。研究指出，雖然輪班工作者的生物節律起伏低下，但跟日班工作者並沒有太大的改變。

因此，即便是需值夜班的輪班工作者，睡眠的管理法原則上跟日班工作者相同。不過，還是有幾個需要注意的地方：

第一，**盡可能保持生物節律的規律性。**

輪班工作通常都是長期持續的，如果自己沒有小心留意，生物規律會持續好長一段時間變得不規律。結果，因睡眠品質低下而累積睡眠負債。

盡可能在夜班結束的早晨或者上午沐浴陽光，以調整體溫、尿量、部分荷爾蒙的分泌與睡意節律，增加起伏變化。

第二，**留意飲食的規律性。**

經常某天吃一餐、其他天吃五餐，或者時常用餐時刻不固定，這些是輪班工作常遇到的情況。這類工作者可能會因值班的勞動時間，錯失用餐的時機吧。

然而，**即便只是吃一些也沒關係，盡可能保持早餐與晚餐的規律性，能夠改善代謝的節律，強化荷爾蒙的分泌節律。**

在睡眠日誌上，記錄每天的勞動時間帶、睡眠時間帶、用餐時刻、入浴和排便時刻，能夠認識自己的睡眠負債與身體節律的情況。

建議管理自己的睡眠，讓每個禮拜的平均睡眠時間超過6小時。另外，需要注意的是，每個禮拜的平均睡眠時間超過9小時的話，反而會對身體的健康帶來不少壞處。

當連續兩天以上睡眠低於5小時，人為失誤的危險性會激增，如果實在無法避免的話，就只能提高自身的警覺來作業吧。

不得不在白天睡眠的場合

夜班工作者在白天睡眠時，容易睡得淺且不安穩。**這是因為深部體溫受到生物節律影響而偏高，必須在褪黑激素未分泌的狀態下睡眠的緣故。**因此，如果不整頓好睡眠環境，睡眠容易受到妨礙而中斷，甚至進一步引起睡眠不完整的問題。

白天的嘈雜聲多，噪音對策非常重要。人容易因40分貝以上的聲音，尤其是突發性聲響而醒過來，相較於年輕人，抱有睡眠問題的人、中高年齡者的睡眠，更容易因小聲響而受到妨礙。

如同前面睡眠環境的內容，噪音會從寢室的窗戶、門扉入侵。而且，外面的光線照射進來，也容易妨礙睡眠。**為了有效做到隔音對策、阻絕外面的光線，可在窗外裝設遮光窗簾，並於內側掛上厚實的窗簾。**如果經濟上允許的話，可選擇裝設百葉窗或者把窗戶裝修成雙重窗、節能玻璃窗等，效果更為可觀。

在白天睡眠的場合，夏天的溫度對策也很重要。**在夏天的早上，若是陽光直射寢室的話，可關起百葉窗或者在窗外掛上窗簾等。盡可能開啟空調，將寢室的室溫降到28℃以下。**搭配電風扇等製造空氣流動，可達到節能的效果。

使用空調時需要注意的是，睡覺的位置應避免冷風直吹身體。雖然有些人會想說直吹可以節省電費，但累積睡眠負債而弄壞身體的話，反而會花更多錢在醫療費用，甚至必須長期休假不能工作。這不需要多想也知道哪一種比較划算吧。

如何減少值夜班時的人為失誤？

值夜班是非常辛苦的工作。雖然不能改善睡眠負債的累積，但有方法能夠減少值夜班時的人為失誤、痛苦。

在開始值夜班前2小時，先小睡30分鐘～1小時左右，就能夠減輕夜勤中的睡意。

不過，有幾個需要注意的地方。

關於人類睡意節律的研究發現，**即便不是深夜，在就寢時刻前後15小時的時間帶，還會出現一次睡意高峰。**

另一方面，研究也發現，**在就寢時刻前後19小時的時間帶，是深部體溫最高、難以入眠的時段。**

在深夜12點就寢的人，深部體溫會在下午7點左右最高。世界田徑１００公尺決賽、棒球夜間比賽等多在這個時間帶舉辦，因為這是運動能力提升的時段。**雖然打算在值夜班前小睡片刻，但也卻有可能睡不著。了解自己會睡不著的時間帶，就能避開那個時段在值夜班前小睡一下。**

睡眠研究指出，在夜班的休息時間小睡15～20分鐘，能夠預防在深夜3～4點左右產生強烈的睡意。請記得設定手機鬧鐘，以振動模式等方式叫醒自己。**短時間的小睡，採取坐姿會比較保險。**在睡眠負債累積的狀態下，躺下來小睡會使血壓、深部體溫降低，鬧鐘可能叫不醒自己，相當危險。

短時間小睡盡可能安排在休息時間的一開始，小睡後確實從睡眠模式切換為清醒模式，才能夠安心做夜班的工作。在小睡後10～20分鐘，身心不易從睡眠模式切換為清醒模式。**小睡後用冷水洗臉或到明亮的地方做體操，能夠加快從睡眠模式切換為清醒模式。**

Specialedition.2 容易深夜醒來者的睡眠負債消除法

因睡眠障礙造成睡眠負債的場合

深夜經常中途清醒，造成睡眠品質低下，累積睡眠負債的時候，該怎麼辦才好呢？

首先，遇到這樣的情況，要先懷疑自己有睡眠障礙。

失眠症、睡眠相關呼吸障礙、不寧腿症候群（RLS：傍晚以後，尤其是在睡前，腳部莫名產生不舒適感而難以入睡的病症）、週期性肢體運動障礙、快速動眼睡眠行為障礙、高齡者夜間頻尿……諸如此類的症狀，很多中途清醒都是因為睡眠障礙。

不過，這些症狀當中，失眠症、睡眠相關呼吸障礙、不寧腿症候群、週期性肢體運動障礙、快速動眼睡眠行為障礙，可到睡眠障礙專門醫療機構進行治療；夜間頻尿也可到泌尿科診治，就能防止睡眠負債的累積。

關於學會認證的睡眠障礙專門醫師與醫療機構，可上日本睡眠學會的首頁檢索查詢。

另外，除了睡眠障礙、夜間頻尿之外，憂鬱症等精神障礙、神經系統疾病、伴隨發癢疼痛的疾病等，也會造成睡眠中斷。不過，只要治療根本原因的疾病，就能改善睡眠中斷的問題。

睡眠導入劑的使用方式

延伸上一小節的討論，因睡眠障礙就診醫療機構時，有一個需要注意的地方。那就是睡眠導入劑的使用方式。

2014年法國波爾多大學的研究人員，追蹤1796名66歲以上的阿茲海默患者與7184名非失智症高齡者，進行長達6年的比較調查。

該報告指出，在日本常開給失眠患者的處方藥苯二氮平類（benzodiazepine）睡眠導入劑，連續使用180天以上會提高失智症的發病風險。

報告也指出，**相較於未服用該睡眠導入劑的慢性失眠症患者阿茲海默症的發病風險為正常人的1．6倍，而常用患者的發病風險增為1．84倍。**

失眠症放置不管，不僅會累積睡眠負債，也會增加阿茲海默症的發病風險，建議及早就醫治療，以免轉為慢性症狀（連續失眠3個月以上），但還有一點也要注意，**切勿擅自服用治療失眠症的苯二氮平類睡眠導入劑。**

沒有疾病自覺症狀造成睡眠負債的場合

另一方面，明明沒有生病，睡眠卻遭到中斷，或者明明不記得有睡眠中斷，卻沒有熟睡感。有些人可能遇到這樣的情況吧。不過，**長期睡眠中斷大多都是某種疾病所造成。**

如果自己不覺得有生病，但持續失眠兩個禮拜以上，對生活造成困擾的話，還是要跟主治醫生討論，建議尋求經過學會認證的睡眠障礙醫師，或者前往開有身心內科、神經精神科的醫療機構就診。

當然，即便不是生病，白天生活過得懶懶散散，經常不小心睡著、打瞌睡的話，夜晚容易睡得不安穩而睡眠中斷。

有這樣問題的人，請重新翻閱51頁出現的睡眠「雙歷程模式」。這跟歷程S有關係。

晚上的睡眠需要累積睡眠欲求，才容易入睡、睡得安穩。白天的不小心睡著、打瞌睡會阻礙睡眠欲求的累積，可能造成夜晚的睡眠遭到中斷。

短時間小睡能夠防止白天打瞌睡！

那麼，如果自己白天或者晚餐後經常不小心睡著、打瞌睡的話，該怎麼辦才好呢？關於這個問題，短時間小睡是有效的解決辦法。

日本的研究發現，短時間小睡具有讓腦部恢復精神的效果，這在美國稱為「有效短眠（powernap）」，於海外受到廣泛應用。**適當的小睡時長依年齡而異，10幾歲約為10～15分鐘、20～55歲約為15～20分鐘、55歲以上約為30分鐘。**

另外，對白天或者晚餐後不小心睡著、打瞌睡，夜晚睡眠不佳的高齡者來說，小睡片刻非常具有效果。研究指出，**養成下午12～3點之間小睡30分鐘左右的習慣，能夠改善夜晚的睡眠品質。**

另一方面，其他研究指出，時間帶沒有規律的1小時以上小睡，會增加高齡者的失智症發病風險，所以小睡的安排也需要小心留意。

在Special edition.1也有提到輪班工作者的小睡，進行小睡片刻的時候，搖椅等椅背角度與水平夾角60度以上，身體比較能在小睡後甦醒活動。躺下來小睡的話，會因血壓、體溫降低而產生睡眠慣性，讓人不想要醒來，小睡後也難從睡眠切換至清醒。

另外，睡眠中頸部肌肉的緊繃程度低下，若是沒有保持頭部不亂動，會造成肩頸僵硬。腳部伸直比較能夠輕鬆入眠，也有助於消除浮腫。

小睡片刻的場所，建議避開陽光直射、噪音振動多、過熱過冷、氣味強烈的地方。

小睡片刻之前，請一定要設定好鬧鐘。睡過頭只會帶來反效果。

此外，研究指出，**在小睡之前，可飲用濃茶、咖啡等含有咖啡因的飲料。**咖啡因在飲用後30分鐘左右才會發揮效果。因為是在小睡結束後才生效，既不會妨礙到小睡，也可幫助由睡眠轉為清醒，醒得神清氣爽。

研究也指出，**在小睡之後，盡可能待在明亮的場所，能夠延長小睡片刻的效果。**累積睡眠負債造成白天嗜睡，但生活行程的安排沒辦法消除睡眠負債的場合，短時間小睡是最好的睡意對策，讓自己暫且能夠處理生活上、工作上的事務。

當我們感到非常想睡時，容易選擇依賴咖啡因，但咖啡因也是名副其實的覺醒劑。大量攝取咖啡因會產生危險，持續飲用達到一定量後會產生依賴性。

雖然日本人對咖啡因的感受性較低，**但學者認為每天飲用的上限，孩童為200毫克、成人為400毫克（參考：一杯咖啡平均的咖啡因量為60～80毫克）。比起仰賴咖啡因，以短時間小睡消除睡意，更有效果且安全。**短時間小睡對腦部恢復精神的效果，持續時間約2～3小時。雖然一天內小睡幾次都沒關係，但考量到夜晚的睡眠，建議傍晚以後盡量避免。

Epilogue

讓日本脫離睡眠負債國的污名

別再用意志力削減睡眠

在日本，從彌生時代開始就是過著以稻作農業為主的社會文化。社會受到儒教的強烈影響，長時間勞動能夠增進生產力、多花時間在學業上就能成功的價值觀深植人心。

日本戰後工業製品自動化，開始重視快速、便宜、高品質的產製，社會推崇以長時間勞動換取生產線持續運作。皇天不負苦心人的戰前教育，孕育了輕視睡眠的現代社會。

現在仍有許多經營者、管理階層認為，員工只要拿出意志力就能驅趕睡意繼續投入工作，這或許就是刻苦的社會風潮所遺留下來的弊病吧。即便僅睡3、4個小時，只要提升睡眠品質也能成為工作強人，諸如此類不科學的書籍充斥市面，這或許也是因為日本盛行這樣的文化風潮所致。

然而，隨著網際網路普及全世界，現在能夠瞬間與世界各地交換訊息，新興國家快速、便宜、品質優良的工業製品，不斷打壓日本的手作製造。

在充滿累積睡眠負債的商業現場，勞動者不但生產效率低下，也難以萌生不易複製的創新產品與商業模式吧。如同Prologue中蘭德公司歐洲分部的報告，睡眠負債會對國家的經濟面帶來極大的負面影響。

日本的睡眠教育不足！

從孩童、成人至高齡者，日本是最多人累積睡眠負債的國家。美國為擁有許多移民的多民族國家，融合白人、黑人、拉丁人、東洋與其他人種的國家，也是許多貧民階級必須不斷從事低收入工作維生的國家。即便如此，美國的睡眠負債的情況還是比日本來得少。

如同上一小節所述，雖然日本的社會文化輕視睡眠，但為什麼會演變成睡眠負債大國呢？

前一陣子，我和某間公司共同調查日本人對睡眠的看法。雖然調查的樣本數不多，但有九成的受試者認為「睡眠很重要」。

而在與另一家公司合作，在網路對約1萬8000人進行匿名調查後，發現高達79%的受試者有睡眠的問題。

這兩者之間的落差，是哪裡出了問題呢？

日本的正規教學沒有列入睡眠教育，這情形在先進國家中算是罕見。在小學、國中、高中或者大學，有多少人曾經接觸睡眠課程呢？

美國醫學圖書館PubMed建有免費提供的國際醫學學術雜誌的資料庫。在標題、摘錄鍵入「Sleep」搜尋，截自2018年4月1號可搜尋到13萬9500件論文。關於睡眠的相關資訊，已經累積這麼多的科學、醫學研究。

但在日本，卻未能充分教育正確且有系統的睡眠知識，尤其是企業經營者、管理階層、教育相關人員缺乏對睡眠的理解，這或許就是日本淪為睡眠負債大國的原因吧。

睡眠學的發源地——美國的教育體制

相較之下，在擁有最尖端睡眠教育與醫療的美國，美國國家睡眠基金會（NSF：National Sleep Foundation）於1990年設立，成為向社會大眾推廣睡眠健康教育的樞要。

自2002年開始，遴選對象進行全國調查（Sleep in America Poll）、公開該調查結果、提供睡眠學相關科學知識、捐助研究補助金與研修費用、舉辦相關活動等等，在美國國立衛生研究所（NIH：National Institutes of Health）與專家的協助下，進行了各式各樣的活動，官方首頁上的訊息也相當充實。

再者，美國設有超過1000間經由美國睡眠醫學會（AASM：American Academy of Sleep Medicine）認證的睡眠障礙專門醫院（sleep disorders center），這

些醫院也成為地方的睡眠教育中心。

睡眠障礙相關的醫學專門教育，是由美國睡眠醫學會負責；向一般大眾提供睡眠障礙、睡眠健康的資訊，是由美國國立衛生研究所的國立心肺血液研究所（NHLBI：NHLBI：National Heart, Lung, and Blood Institute）國家睡眠紊亂研究中心（National Center on Sleep Disorders Research）負責。

另外，睡眠科學研究相關的研究人員培育研修，則是由SRS（Sleep Research Society）負責，每個組織扮演不同的角色，對美國國民進行睡眠健康教育。

一步一腳印落實睡眠教育

另一方面，日本文部科學省早於10年前就開始推廣「早睡早起吃早餐」的國民運動，但現在仍然侷限於家庭教育，並未列入學校教育的正規課程之中。

厚生勞動省也祭出「健康日本21」的計畫，強調休養睡眠的重要性，但這是否能充分滲透到醫療相關人員之間，仍然是個疑問。

儘管如此，幫助真正理解睡眠的活動，正逐步在社會上推行。

關於厚生勞動省的措施，他們在公益財團法人神經研究所底下設置睡眠健康推廣機構。

睡眠健康推廣機構將世界睡眠醫學會立定的世界睡眠日3月18號與9月3號登錄為「睡眠日」，除了在「睡眠日」的前後舉辦公開講座，也持續進行地方的外派講座、年輕研究人員的研究扶助等各項活動。

在一般的睡眠相關人才培育方面，日本睡眠學會舉辦睡眠臨床的初任人員研修（醫療、技術研討會）以及生涯教育研修（生涯教育研討會）。

然而，這是以醫師、牙醫師、醫事檢驗師為對象，針對睡眠障礙的檢查、診斷、治療的研修企劃，與睡眠健康教育的目的稍有不同。

在更加推廣裾野市的睡眠健康教育，以滋賀大學為中心於２００６年啟動的沉睡森林事業（以滋賀大學的睡眠學講座為主，協同立命館大學、龍谷大學、滋賀大學與各大企業，致力於解決睡眠問題的事業）。

於２０１２年轉為一般社團法人日本睡眠教育機構，舉辦睡眠健康指導員的培育與初級、上級的資格認證。除了醫療專家之外，教職員、市町村保健課職員、寢具販售員、教練人員、針灸師、整體師、企業人事課職員、幼教人員、照護人員、補習班講師、學生、主婦等等，還有各行各業的人熱烈參與。

另外，筆者任職理事長的日本睡眠改善協議會設立於２００６年，在２００９年轉為一般社團法人，以照護領域的從業人員、寢具睡衣等睡眠相關企業的從業人員、運輸事業的從業人員，以及從事教育、社會福祉、心理輔導的人員為對象，開設睡眠改善指導員的培育講座。

日本睡眠改善協議會的培育講座，會針對睡眠改善學總論、睡眠中的生命現象、睡眠與生物節律、睡眠環境、孩童與睡眠、社會與睡眠、睡眠障礙、睡眠諮商判斷技術、睡眠改善技術，由睡眠學專家進行長達三天的密集課程，搭配協議會編纂的教科書、課外讀物，進行有系統的教學。

期望藉由有系統地講述教學，幫助學員理解龐大的睡眠相關知識，以培育能夠應用該知識指導改善睡眠的人才（不過，各領域的睡眠學專家多在大學擔任教職，難有機會長期邀請他們進行有系統的講課，目前每年最多僅能培育80名左右的學員，取得睡眠改善指導員認證的總人數終於超過１０００位）。

然後，在大學課程方面，廣島大學、廣島國際大學、同志社女子大學、富山大學、專修大學、東北福祉大學等，皆有開設睡眠改善學的課程。

雖然每年還只是一小部分而已，但已經有習得睡眠學知識的大學生步入社會。

「勤勉的德國」與「勤勉的日本」之間的差異

然而，習有睡眠知識的人才滲透日本社會的人數，可說是微乎其微。想在日本實現如美國般的睡眠健康教育，目前仍舊不可能。相較於經常在設有醫學系、照護學系的大學、研究所，舉辦睡眠科學、臨床教育、研究講座的美國，日本目前極度缺乏睡眠健康教育方面的人才。

儘管如此，在邁入少子高齡化社會的日本，首要之務是確保國家未來的活力，讓國民擁有更優質的腦部機能、維持完善的健康。下面來比較日本與德國的情況。

德國雖然勞動人數不多，但因推廣有效率的勞動而增加國家的GDP。儘管國內總生產量是日本居上，但德國的國民每人平均生產量多了25%。

德國是歐盟的中心成員之一，因為政治體制的不同，才造成與日本在人均

GDP上的差異。

然而，根據Prologue中蘭德公司歐洲分部的報告，德國睡眠時間低於6小時的國民僅有9％，與日本相比是壓倒性的少（該報告顯示，日本睡眠時間低於6小時的國民佔有16％。厚生勞動省2015年的調查顯示，39％的日本人睡眠時間低於6小時）。

就睡眠科學的觀點來看，睡眠負債的差距今後只會愈來愈大，國民的人均GDP也很可能愈拉愈開。兩國之間的差異應該是在睡眠教育，德國在睡眠教育上做得比較充實。

為了改變日本的睡眠情況

那麼，該怎麼做才能讓日本脫離睡眠負債大國的污名呢？

想要達到這個目的，企業至少要有幾名理解「睡眠的重要性」、「造成生產效率降低的睡眠負債與其危險性」的管理者，或者邀請外部專業人士進行開化教育吧。

然後，考量到將來的情況，小學、國中也需要聘請能夠教導睡眠的老師，高中、大學需要開設睡眠的相關課程，這些才是遏制睡眠負債蔓延全日本的唯一策略。

近年，雖然僅是一小部分而已，但關於睡眠的重要性與睡眠負債的危險性，逐漸滲透日本社會。

JR各公司等鐵路事業人員，接受國土交通省的指導後，積極努力消除職員的睡眠負債，以防止事故發生。鐵路事業管理者了解到，職員累積睡眠負債會增加事故發生、出勤延遲的風險。

另外，管理者也理解，事故發生後的善後費用會直接減少公司的淨收入。

如同上述，中小企業、大企業的經營者與管理階層，盡可能管理職員的睡眠，避免員工累積睡眠負債（或者教育職員自行管理睡眠），才能引導企業步上減少人為失誤、充滿活力的道路。

若能理解睡眠可為職員帶來健康、幸福，日本就不會再是睡眠負債大國吧。

更進一步來說，睡眠除了是企業的問題，同時也是家庭的問題。

如果本書的讀者與其家人能夠認真看待睡眠負債，背負日本將來的孩子們，能力、活力勢必會有所提升吧。

期望閱讀完本書的讀者，能夠重新審視自身的睡眠，讓自己每天過得神清氣爽，並且在遇到為睡眠負債困擾的人時，能夠向他們分享本書中的方法，盡可能減少受睡眠負債所苦的人，讓日本通往光明璀璨的未來吧。

白川修一郎

用睡眠日誌記錄你的睡眠履歷吧！

＊請自行放大影印使用

■睡眠　S 睡眠時間 D 睡眠負債量 M 心情（○△ ×）P 表現（○△ ×）適當的睡眠時間：7 小時

月日	星期	1	2	3	4	5	6	7	8	9	10	11	12	13	14	15	16	17	18	19	20	21	22	23	S	D	M	P

作者

白川修一郎

睡眠評估研究機構代表、日本睡眠改善協議會理事長、國立精神神經醫療研究中心精神保健研究所客座研究員、江戶川大學睡眠研究所客座教授、醫學博士。身為睡眠研究的先驅聞名於世，除了參與 JR 東海等企業的睡眠教育之外，亦於各大媒體上以睡眠科學為基礎講解正確的睡眠方法。主要著作有《商業人士的快眠讀本》（Wedge）、《讓大腦、身體煥然一新！提升「睡眠力」的方法》（永岡書店）；監修的書籍有《基礎講座 睡眠改善學》、《應用講座 睡眠改善學》（Yumani 書房）、《睡眠負債》（朝日新聞出版）等等。

好書推薦

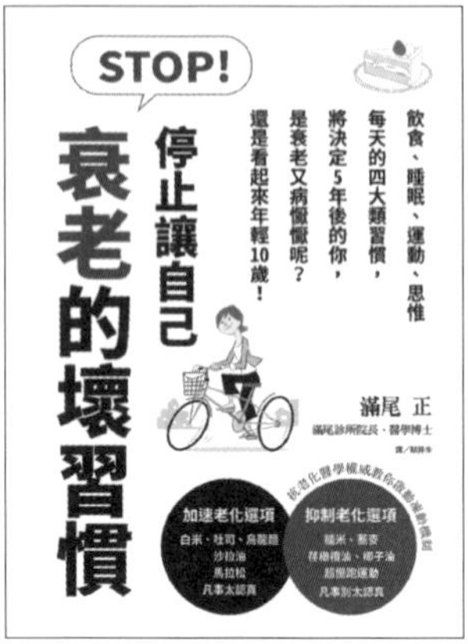

STOP！停止讓自己衰老的壞習慣

14.8x21cm　192 頁
單色　定價 280 元

飲食、運動、睡眠、思惟，
每天的四大類習慣，將決定 5 年後的你，
是衰老又病懨懨呢？還是看起來年輕 10 歲！

不論男性或女性，誰不希望自己能夠青春永駐，健步如飛呢？
抗老化醫學權威提醒大家，40 歲前後可是關鍵時刻喔！
若想要自己在 5 年、10 年後，還能維持年輕有活力的人生巔峰狀態，那麼，每天該養成什麼好習慣，又該停止什麼會讓自己衰老的壞習慣呢？

造成現代人老化的原因共有五項，任何一項都是維持年輕元氣的身體時，不可或缺的重要元素。
第一項：荷爾蒙的分泌變化，它不僅與身體不適相關，更深受心理層面的影響。
第二項：化學物質的重要影響，它提醒著我們要重視如何「選擇」食物。
第三至第五項分別是現代型營養失調症、糖分攝取過量及細胞氧化，這些與外觀的老化、糖尿病及癌症等疾病有著直接相關。因此，只要擁有正確知識、養成良好習慣，便能夠從內而外地大幅改變體質。

瑞昇文化　http://www.rising-books.com.tw
＊書籍定價以書本封底條碼為準＊
購書優惠服務請洽：TEL：02-29453191 或 e-order@rising-books.com.tw

好書推薦

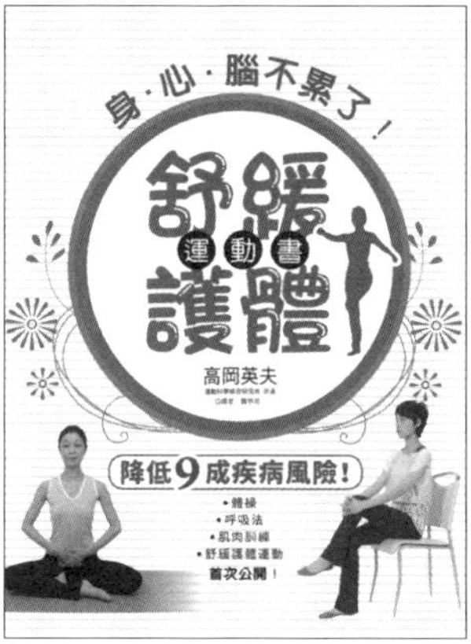

身·心·腦不累了！
舒緩護體運動書

18.2x23.5cm　160 頁
單色　定價 300 元

你累了嗎？讓討厭運動的人都忍不住愛上的體操！

警訊★疲勞是人生中最大的負面影響因素！

首次公開★降低 9 成疾病風險！

說到疲勞，大家有什麼想法呢？疲勞時工作感覺更加累人、疲勞容易誘發感冒，無論哪一種情況，對多數人來說，疲勞似乎只是微不足道的小問題。然而，舒緩護體運動從科學角度來看「疲勞」，疲勞其實是人的一生中最大的負面影響因素。

當反覆感到疲勞，或是疲勞感遲遲無法消除，這都會加快腦部及全身組織的老化速度。

說到疲勞，大家有什麼想法呢？疲勞時工作感覺更加累人、疲勞容易誘發感冒，無論哪一種情況，對多數人來說，疲勞似乎只是微不足道的小問題。然而，舒緩護體運動從科學角度來看「疲勞」，疲勞其實是人的一生中最大的負面影響因素。當反覆感到疲勞，或是疲勞感遲遲無法消除，這都會加快腦部及全身組織的老化速度。

瑞昇文化　http://www.rising-books.com.tw
＊書籍定價以書本封底條碼為準＊
購書優惠服務請洽：TEL：02-29453191 或 e-order@rising-books.com.tw

TITLE

「睡眠負債」速償法

STAFF

出版 瑞昇文化事業股份有限公司
作者 白川修一郎
譯者 丁冠宏

總編輯 郭湘齡
文字編輯 徐承義　蔣詩綺　李冠緯
美術編輯 孫慧琪
排版 靜思個人工作室
製版 昇昇興業股份有限公司
印刷 桂林彩色印刷股份有限公司

法律顧問 經兆國際法律事務所　黃沛聲律師

戶名 瑞昇文化事業股份有限公司
劃撥帳號 19598343
地址 新北市中和區景平路464巷2弄1-4號
電話 (02)2945-3191
傳真 (02)2945-3190
網址 www.rising-books.com.tw
Mail deepblue@rising-books.com.tw

初版日期 2019年5月
定價 350元

ORIGINAL JAPANESE EDITION STAFF

ブックデザイン 秦浩司（hatagram）
図版 室井明弘（STUDIO EYES）
DTP キャップス

國家圖書館出版品預行編目資料

「睡眠負債」速償法 / 白川修一郎作 ;
丁冠宏譯. -- 初版. -- 新北市 : 瑞昇文化,
2019.04
248面 ; 14.8 x 21公分
ISBN 978-986-401-328-9(平裝)

1.睡眠 2.健康法

411.77 108004697

國內著作權保障，請勿翻印 ／ 如有破損或裝訂錯誤請寄回更換
INOCHI WO CHIJIMERU "SUIMIN FUSAI" WO KAISHO SURU
Copyright © 2018 SHUICHIRO SHIRAKAWA
All rights reserved.
Originally published in Japan by SHODENSHA PUBLISHING CO., LTD.
Chinese (in traditional character only) translation rights arranged with
SHODENSHA PUBLISHING CO., LTD., through CREEK & RIVER Co., Ltd.